肖相如医学丛书

西医不治之症的中医治疗验案

（第二版）

主　编　肖相如　侯中伟　陈松鹤

编　委　（以姓氏笔画为序）

马增斌　王　犟　刘　庆　杨必安

芦志丹　肖永杰　吴超燕　何　岩

何婷婷　张海波　张海鹏　陈燕芬

范原刚

U0335105

全国百佳图书出版单位

中国中医药出版社

·北　京·

图书在版编目（CIP）数据

西医不治之症的中医治疗验案 / 肖相如，侯中伟，
陈松鹤主编 . —2 版 . —北京：中国中医药出版社，
2022.1

（肖相如医学丛书）

ISBN 978-7-5132-6670-3

Ⅰ . ①西… Ⅱ . ①肖… ②侯… ③陈… Ⅲ . ①中医临
床—经验—中国—现代 Ⅳ . ① R249.7

中国版本图书馆 CIP 数据核字（2021）第 010650 号

中国中医药出版社出版

北京经济技术开发区科创十三街 31 号院二区 8 号楼

邮政编码　100176

传真　010-64405721

廊坊市晶艺印务有限公司印刷

各地新华书店经销

开本 710×1000　1/16　印张 14　字数 220 千字

2022 年 1 月第 2 版　2022 年 1 月第 1 次印刷

书号　ISBN 978-7-5132-6670-3

定价　56.00 元

网址　www.cptcm.com

服 务 热 线　010-64405510

购 书 热 线　010-89535836

维 权 打 假　010-64405753

微信服务号　zgzyycbs

微商城网址　https://kdt.im/LIdUGr

官 方 微 博　http://e.weibo.com/cptcm

天猫旗舰店网址　https://zgzyycbs.tmall.com

如有印装质量问题请与本社出版部联系（010-64405510）

《肖相如医学丛书》出版说明

有学者才会有学术，有学术才会有疗效。

所谓学者，就是有健全的人格，有自由的灵魂，为了学问而学问，不图名，不逐利，不媚权，不流俗，内心宁静，独立思考，坚持质疑的人。学术是有价值的，学术可以为学者带来名利，但学者不是为了名利而做学问。判断真假学者的根据，是看其在名利和学问之间的选择，在权势和真理之间的选择。

对中医而言，有学术才会有疗效，做学问就要静下心来。我的人生态度是健康、快乐、自由地学习、工作、生活。我享受读书、教书、临证、思考的生活状态。我的理想是成为北京中医药大学最好的老师和最好的医生。我要用我的行动告诉我的学生，做纯粹的中医也能活得自由自在，理直气壮。要做学问，要想成为真正的学者，不能执着于追名逐利。所以我没有任何职务，没有获过任何奖励，没有做过实验研究，我的身份就是老师和医生。我硕士研究生就读于湖北中医学院（今湖北中医药大学）的伤寒论专业，博士研究生就读于中国中医研究院（今中国中医科学院）的肾病学专业。这样的教育背景决定了我的学习和工作领域，即《伤寒论》和肾病学，我的主要工作就是教《伤寒论》，看肾病。

经典是中医的基本功，临床思维能力和疗效的好坏，都取决于经典的水平。经典之中，重中之重是《黄帝内经》和《伤寒论》。幸运的是，我系统地上过三次经典课，而且是湖北中医学院最好的老师给我们上的四大经典。其中《伤寒论》我专门学了六年，工作以后主要从事《伤寒论》的教学，要想教好《伤寒论》，不熟悉《黄帝内经》《金匮要略》和温病学是不可能的，当然，我也教过《黄帝内经》和温病学。同时，我也十分热爱老师这个职业，我主要的时间和精力都用于教学，就是备好课和上好课，上好课的前提是备好课，备好课就是读书，特别是读经典，起码要自己先读明白了，才可能教给学生。我是一个很敬业的老师，因为我很享受备课和上课的过程。这也意味着我比绝大多数的中医拥有更好的学习经典的条件，我的工作要求我必须学习经典。正因如此，与很多不重视经典的中医相比，我可能对经典更熟悉一点，临床疗效也可能要好一点。

　　肾病学，是我攻读博士研究生的专业，也是我临床研究的方向。医学的发展越来越快，范围越来越广，分科越来越细。这就要求医生有坚实的医学基础知识，包括中西医的基础知识，在医学院的理论课学习阶段就要打牢基础；从临床实习开始到主治医师的阶段要广泛地学习、了解各科的知识，具备大内科医生的能力；成为主治医师以后，要确定相对固定的专业方向，并进行深入的学习和研究。很多人认为中医是不分科的，也是不能分科的，必须什么病都会看，否则就是水平不够。这不是事实，也不利于医学的发展。医学分科古代就有，如疾医、疡医、食医、大方脉、小方脉、带下医、哑科，等等。现在的中医，不仅要分科，而且还应该参考西医的分科，并学习西医的专科知识，否则容易误诊误治。来找我治疗的肾病患者中，就经常有人是被所谓的"铁杆中医""纯中医"治坏了的。比如，一位肾功能损害的患者，找一位"铁杆"的老中医治疗，他老人家也不要患者做相关的检查，当然也看不懂，结果越治越重，患者实在扛不住了，去医院一查，都到尿毒症了；有一次，碰到一位老中医，他知道我是肾病科的医生，他跟我说，中医治疗尿毒症就是小菜一碟，把我听得直冒冷汗。这位估计连什么是尿毒症都不清楚，尿毒症的治疗哪有容易的？

所以，我认为，医生要根据自己的兴趣，选择相对固定的领域，持之以恒地学习、研究、思考，进行学术积累，即"术业有专攻"。这次出版的这些小册子，就是我在《伤寒论》和肾病这两个领域学习过程的一些记录。

写作是一种有效的学习方式，要想弄清楚一个问题，最好是就这个问题写一篇文章，写文章的目的并不是发表论文，而是让自己先弄明白这个问题。因为不阅读文献，不积累足够多的资料，没有思考清楚之前，是不可能写出一篇文章来的。把一个领域的主要问题都写成了论文，就可以出一本小册子了。虽然水平不一定高，但这是自己做过的事情，是自己的一些思考，无论对与错，或许对同道有些参考意义。

关于《伤寒论》，我于2009年11月出版了《肖相如论伤寒》，2016年7月出版了《肖相如伤寒论讲义》，还有就是这次将要一起出版的《特异性方证》。

《肖相如论伤寒》是我学习、运用、研究《伤寒论》的一些体会，也算是我学习《伤寒论》的小结。该书共有三部分，即专题论述、讲稿和医案。在专题论述部分，对一些概念进行了辨析，提出了我的理解，比如表证并不是六淫都有、解肌的实质是补脾胃、脾约不是麻子仁丸证、少阳不是半表半里、四逆汤不是少阴病的主方、寒厥不会有厥热胜复、第326条不能作为厥阴的提纲、乌梅丸不是厥阴病的主方等，这是全书的重点；讲稿部分是对我上课讲稿的整理；医案部分是我运用《伤寒论》方的验案。

《肖相如伤寒论讲义》是因为现行的教材中错误的概念太多，还有就是表述不规范，这严重影响了中医的传承和交流，我认为教材应该在规范概念的基础上，用学术语言进行规范、平实、准确地表述，这就是我做的尝试。因为《肖相如论伤寒》中的主要内容融入到了《肖相如伤寒论讲义》中，为了避免重复，这次的丛书"伤寒论"部分只选了《肖相如伤寒论讲义》，而没有将《肖相如论伤寒》一并再版。《肖相如伤寒论讲义》的再版修订有以下几方面：一是对错别字进行了校勘；二是加了张仲景的原序；三是加了条文索引；四是加了方剂索引；五是将讲义中没有讲到的原文作为备考条文附后。

《特异性方证》是这次要一起出版的新书。"特异性方证"是我根据《伤寒论》的实际内容引申提出的一个新概念。"特异性方证"，就是方和证之间具有特异性的关联，可以达到药到病除的特效，具有精准、快捷、高效的特征。

现行的以教材为代表的主流观点认为，《伤寒论》的核心是辨证论治，但《伤寒论》的实际内容并不支持这一观点。《伤寒论》的核心是方证，主要讨论的是方和证之间的关联程度，有的是"主之"，有的是"宜"，有的是"可与"，有的是"不可与"。其中，只有"主之"的方证之间关联程度最高，可以达到药到病除的特效，属于"特异性方证"。所以，"特异性方证"是方证中的精华，是医学的最高境界。

同时，"特异性方证"也是中医的标准化体系，具有确定性和可重复性。辨证论治背离了张仲景的正确方向，使中医失去了确定性和可重复性。

《外感病初期辨治体系重构》于 2015 年 10 月出版。《伤寒论》主要讨论的是外感病，实际内容以外感寒邪为主。治疗外感病是中医的基本功，但外感病的误治很严重，究其原因，在于现行教材关于外感病初期辨治的理论基本上是错误的，对外感病初期的辨治体系进行重构是刻不容缓的，所以在困惑了几十年之后，我花了十年的时间进行研究和思考，出版了《外感病初期辨治体系重构》。从研究范围来说，算是对《伤寒论》的一点延伸。这次纳入丛书再版，对错别字进行了校勘，其他内容不做大的修改。

《阳痿治疗集锦》于 1992 年 8 月由山西科学技术出版社出版，是一本关于阳痿治疗的资料性小册子。1991 年我在西苑医院出诊，应邀在《北京晚报》的"科技长廊"发表了一组中成药治疗阳痿的科普文章，导致就诊的阳痿患者急剧增加，于是就将收集到的关于阳痿治疗方法的资料整理成册，出版了《阳痿治疗集锦》。阳痿是最常见的性功能障碍，其他的性功能障碍也不少，为了适应临床治疗的需要，又对常见的性功能障碍的治疗方法进行了学习和研究，由中国医药科技出版社于 1995 年 4 月出版了《中西医结合性治疗学》。也就是说，关于性功能障碍，我出版了《阳痿治疗集锦》和《中西医结合性治疗学》两本小册子。山西科学技术出版社于 1998 年 7 月将《阳痿治疗集锦》更名为《阳痿病防治》再版。这次将《阳痿治疗集锦》更名为《阳痿治法集锦》，纳入丛书再版，对错别字进行了校勘，其他内容不做大的修改。

《肖相如论治肾病》于 2005 年 10 月出版。主要内容有我对导师时振声先生治疗肾病学术经验的学习和总结，中医治疗肾病基本理论问题，我对常见肾病的学习、治疗、研究的心得，还有就是我对慢性肾功能衰竭治疗研究的专题，特别是我提出的"慢性肾功能衰竭的整体功能代偿疗法"，最后是我的博士学位论文的内容，关于慢性肾炎气阴两虚的研究。其中的主要内容我都发表过学术论文，所以，也算是我学习、治疗、研究肾病的小结。虽然关于肾病的书很多，但个人的专著却很少，因为我的这本小册子主要是个人的思考、心得，比较贴近临床，所以还比较受欢迎，2017年4月修订后再版，再版时第一版脱销已久。这次纳入丛书再版，对错别字进行了校勘，其他内容不做大的修改。

《发现肾虚》于2010年4月出版。肾虚证广泛存在，肾虚是中医学的重要概念，也是一个近乎家喻户晓的概念，以慢性疲劳综合征为代表的肾虚证患者主要就诊于肾病科。但是，关于肾虚证，并没有规范、完整的体系。在肾病科，肾虚证的患者很多，因为临床治疗的需要，我着手对这一专题进行学习、研究，以《黄帝内经》关于肾的功能和肾虚的记载为基础，对肾虚证进行了较为系统的整理，基本构建了肾虚证的理论框架。因为肾虚证是一个大众关注度很高的话题，我于2011年1月在中国轻工业出版社出版了科普版《养生肾为本》，2014年4月出版了《肾虚吗》。在北京卫视《养生堂》、江苏卫视《万家灯火》、中央人民广播电台中国之声《养生大讲堂》等很多栏目也做过关于肾虚的科普节目。《发现肾虚》此次纳入丛书再版，对错别字进行了校勘，其他内容不做大的修改。

《阳痿治法集锦》《肖相如论治肾病》《发现肾虚》，算是我在肾病这个领域学习过程的小结。

《西医不治之症的中医治疗验案》于2008年4月出版，是一次意外事件引出的应景之作。2006 年，有人发起了取消中医的网上签名，中医的存废又成了热点，很多人跟我说，您应该就此发出一些声音。为此发声的人很多，不如做点实际工作，用事实告诉大家，仅仅有西医是不够的，很多疾病在西医的体系内是没有治疗方法的。当时，在校的研究生也在热议这件事，我把我的想法告诉了他们，得到了他们的积极响应和支持。于是，在侯中伟和陈松鹤两位博士的带领下，通过各位编委的辛勤工作，这本小书得以问世，出版之后很受欢迎。这本书是全体编委的集体成果，此次纳入丛书再版，就是为了让我们的这本小书能够影响更多的人。除了对错别字进行校勘外，其他内容不做大的修改。

概括而言，《肖相如伤寒论讲义》《特异性方证》和《外感病初期辨治体系重构》，是我学习《伤寒论》和外感病的一些心得体会；《阳痿治法集锦》《肖相如论治肾病》和《发现肾虚》，是我学习肾病的一些心得体会；《西医不治之症的中医治疗验案》则是对中西医关系的思考。需要说明的是，出版较早的书中有的观点可能和出版较晚的书中的观点有矛盾之处，说明我的认识在变化。

这次将这些小册子呈现给大家，只是想以此说明，医生需要放弃名利，独善其身，静下心来读书、临证、思考、总结，给真正想学中医而又困惑的人一点借鉴。若能对大家有所启迪，则已幸甚！一家之言，一己之见，难免有错误和偏颇，欢迎讨论，欢迎赐教，欢迎批评！

肖相如

2021 年 11 月 2 日于北京花家地

第一版前言

　　这个书名乍看起来有些刺眼，特别是西医同道看了可能有些不舒服的感觉。其实，这是一个毫无恶意、毫无门户之见的书名。中医能治好所有的疾病吗？答案是肯定的，不能！西医能治好所有的疾病吗？答案也是肯定的，不能！西医能治好中医治不好的疾病吗？能，但不是全部。中医能治好西医治不好的疾病吗？能，也不是全部。对于人类的疾病而言，中医和西医加起来也不足以解决所有的问题，如果没有中医或者没有西医，人类都将要经受更多的病痛。虽然中医和西医加起来也不足以解决所有的问题，但是中医和西医的长期并存，取长补短，无疑是能够最大限度地解决人类病痛的唯一正确途径。从这个角度而言，我也迫切希望能有《中医不治之症的西医治疗验案》问世。

　　其实，西医治不了的疾病，也并不都是疑难病。其中许多疾病对中医来说是相当简单的疾病。1993 年，北京协和医院外科的一位教授得了糖尿病，自己用西药治疗，但是总烦躁不安、疲乏无力、出汗，他跟我说，是糖尿病损害了他的神经系统，十分紧张，自己没有办法治疗了，想试试中医。我给他开的方就是《伤寒论》中的白虎加人参汤，几剂药就好了。中医对此的认识是，证属阳明热盛，伤津耗气。里热炽盛，扰乱心神，所以烦躁不安；热盛迫津外泄，故汗出；热盛伤气，故疲乏无力。白虎加人参汤就是清热益气生津的方，里热去除了，没有热邪扰乱心神了，也就不烦躁了；没有热邪迫津外泄了，也就不出汗了；没有热邪损伤正气了，加上人参可以益气生津，所以就不疲乏了。1995年，当时的核工业部一位领导的儿媳妇患发热、关节疼痛，在北京多家西医院检查，没有查出问题，当然也没有办法治疗，后来找我的导师时振声教授治疗，时老师询及患者的病情与月经周期相关，诊断为"热入血室"，用小柴胡汤，数剂而瘥。2000年《健康报》一位编辑的婆婆因慢性肾衰住在石景山医院接受透析治疗，但现在不能透析了，一上透析机就出现房颤，主管医师没有办法，就和患者商量说，要不就请中医来看看，所以就请了我。患者表现为心慌、心烦，胸闷憋气，疲乏无力，手足心热，大便偏干，舌质暗淡，苔白厚腻，脉细数有间歇。辨证属于心脏气阴两虚，兼有痰浊、瘀血内阻。治宜益气养阴，化痰通络，方用生脉散合瓜蒌薤白半夏汤加活血化瘀药治疗1周，患者症状消失，能顺利透析5小时。2003年国庆期间，石家庄市公安局一位干部的母亲，70岁，心衰合并肾衰，住河北医科大学第三医院肾病科。经治疗，心衰得到控制，并已透析，但发热半月不愈，用各种抗生素无效，血液培养有金黄色葡萄球菌生长，诊断为慢性肾衰合并金葡菌败血症，药敏试验对万古霉素敏感。但万古霉素为肾毒性药物，迫于无奈，只得小剂量使用，治疗1周无效。医院已无计可施，告知家属，可能已经没有办法治疗，或者可请中医试试。家属通过熟人请我去会诊。诊时病人每天发热，下午尤甚，可达39℃以上，无汗，不恶寒，时咳嗽，喉中有痰声，痰不易咳出，口不渴，大便3天未解，无食欲，小便尚可，舌暗淡，苔白腻稍黄，脉弦细。证属正虚邪恋，不能祛邪外出。治宜扶正祛邪并用，方以小柴胡汤加味治疗，3剂后体温正常，食欲恢复。

这种病例比比皆是，特别是一些名老中医，他们所治的病人大多数都是西医治疗无效的，将这些病案整理出来，可以使我们对中医的优势病种有一些概念。

想出这么一本医案由来已久，只是没有抽出时间来实施。这一次下决心做，是因为有人在网上发起取消中医的签名，这虽然不是什么新鲜事儿，也不是什么坏事，但却又一次告诉我们，有许多人并不了解中医，以为对于疾病而言，只要有西医就足以解决所有的问题了。大量的临床事实告诉我们，许多疾病西医没法治疗，而中医却有很好的疗效，但这也并不说明西医不好，只是告诉我们，西医学的理论和方法，是人类认识疾病的一种方法，这种方法有自身的适用范围，不是万能的方法，也不可能有万能的方法。爱因斯坦在柏林物理学会举办的纪念麦克斯·普朗克60岁生日上的演讲中说："另一方面，理论物理学家必须极其严格地控制他的主题范围，必须满足于描述我们经验领域里的最简单事件。对于一切更为复杂的事件企图以理论物理学家所要求的精密性和逻辑上的完备性把它们重演出来，这就超越了人类理智所能及的范围，高度的纯粹性、明晰性和确定性要以完整性为代价。"我们一定要理解爱因斯坦的忠告，不要苛求西医学去解决所有的疾病，也不要误认为西医学能解决所有的疾病。

作为中医，我们也同样要记住爱因斯坦的忠告，中医绝不是一无是处的，我们无须妄自菲薄，也无须在意一些对中医并不了解的人，也包括一些其他领域的专家学者对中医善意或恶意的批评；中医也绝不是十全十美的，我们也绝不可妄自尊大。我历来认为，中医在很多地方是不可和西医比较的。比如说中医的外科，虽然在汉代就有华佗刮骨疗毒的记载，但直到今天，中医的外科并没有得到发展，与西医的外科是不可同日而语的；比如说中医的解剖，虽然在《黄帝内经》中就有此记载，王清任也为此做出了努力，但是至今也没有形成体系，与西医的解剖学当然也是不可相提并论的；中医在急诊方面虽然有许多独特的经验，但从整体上看却不如西医。我所列举的上述这些领域，必须是以局部、微观、结构为基础的，而这正是与中医的整体、宏观、功能的特点背道而驰的。所以这些领域是西医的优势领域，不可能是中医的优势领域，如果我们非说在这些领域中医比西医还强的话，那就不是实事求是的态度了，也违背了科学精神。

　　我的动议得到了侯中伟博士和陈松鹤博士的热烈响应，也得到了各位编委的热情支持，是他们的辛勤工作和我们的亲密合作，使本书得以问世。是中国中医药出版社慧眼识珠，使本书得以顺利出版。在此一并致以诚挚的谢意！

肖相如

2007 年 12 月 10 日于北京中医药大学

目　录

大医精诚

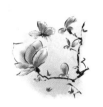

治愈不治之症

西医治不了的疾病，也并不都是疑难病。许多疾病对中医来说是相当简单的疾病。中医、西医治病的目的均在于解除患者的疾病痛苦，在此共同目的上各自不失自己的特色和传统，发挥优势，共缔人类健康。

1　慢性支气管炎（咳喘）

> 他患慢性支气管炎已有十余年，遇凉受寒则发作……

【陈苏生原案】

贾某，男，农建学校书记。

1962 年 8 月初诊。

患者患慢性支气管炎十余年，遇凉受寒即发，咳喘不得寐。每发必自饮烈酒祛寒，咳始衰。但病情越来越重，发作亦勤。住自治区人民医院，邀先生会诊。为拟百花膏：

百部五钱，炙冬花四钱，蜜炙麻黄一钱半，生姜二钱，甘草三钱，文冰糖五钱。10 剂量共煎浓汁 3 次，去渣，烊入文冰糖，徐熬为糖浆。每天 4 ～ 5 次，每次 1 匙，开水送服。

此方连服 3 料，一冬未发咳喘，从此戒绝烈酒。1963 年冬，又因感冒咳喘复发，但程度比以前轻，再服前方 1 料即愈。

1964 年冬未曾复发，盖痊愈矣。

【编者按】

古人云："内不治喘，外不治癣。"本案患者遇凉即发，自饮烈酒祛寒方能暂时缓解。根据中医辨证，病必在脏，初病在表，久则入脏，并且元气随之虚耗，越发加重。属于《黄帝内经》所阐释之"五脏咳"的范畴，临床不易取效。

西医治疗以抗感染、解痉、化痰、平喘为基本思路，临床可以取效一时。但是，所治着眼点在局部，因其没有元气学说，也无恢复脏腑元气之临床手段，所以取效不久，难以根除。

　　本案陈苏生先生，采用甘温之文冰糖、生姜、甘草和胃暖脾，培土生金，以此作为基础，再用蜜炙麻黄辛散肺寒，款冬花清燥润肺，百部温润肺气。攻补兼施，诸药合用，共奏平喘止咳之功。

　　全方仅6味药，药量不超过2两。除了辨证准确、用药精当之外，煎服法也值得关注。糖浆易于入口且其性甘温，小量频服也有甘温补肺脾的功效。

【来源】

陈熠.中国百年百名中医临床家丛书·陈苏生.北京：中国中医药出版社，2001.32－33.

【摘选者】 何婷婷

【编按者】 侯中伟

2 支气管哮喘（哮证）

> 她患发作性哮喘已有 4 年，加重 3 个月……

【祝谌予原案】

王某，女，34 岁，售货员，门诊病历。

1991 年 12 月 9 日初诊。

主诉：发作性哮喘 4 年，加重 3 个月。

现病史：患者于 1987 年秋季受凉后发生咳嗽、哮喘，以后每年入秋则发病，持续至次年春夏乃止。一般晨起即喘，入夜加剧。遇冷风则喷嚏频作、涕泪交流，继之喉中痰鸣，哮如拽锯，甚至不能仰息平卧。口服抗生素、平喘西药暂时缓解，但停药又反复。此次哮喘已持续 3 个月，我院（协和医院）变态反应科检查皮肤试验（吸入组），对室内尘土、春夏秋季花粉、豚草花粉、真菌、尘螨、棉絮、香烟烟雾、兽毛及羽毛等多种物质过敏，诊断为支气管哮喘。给予综合脱敏、口服复方氯喘片、酮替酚等治疗 2 个月无明显效果。

现在症状：哮喘遇冷则发，伴流涕、喷嚏频作，痰白黏不爽，胸闷咽堵，乏力，大便不畅，夜间尚能平卧，舌质暗，苔白厚腻，脉弦细。

辨证立法：痰浊壅肺，风寒外束。治宜豁痰下气，散寒平喘。

方用自拟五子定喘汤加减：

炙苏子 10g，莱菔子 10g，白芥子 3g，葶苈子 15g，杏仁 10g，前胡 10g，白前 10g，桔梗 10g，炙紫菀 10g，款冬花 10g，桑白皮 10g，荆芥 10g，防风 10g，炙甘草 6g。每日 1 剂，水煎服。服药 7 剂。

治疗经过：

1991年12月16日二诊：晨起未喘，流涕及喷嚏明显减少，仍咽堵，咳白痰。此风寒已解，而痰浊仍重，原方去荆芥、防风、桔梗、前胡，加炙杷叶10g，五味子10g，法半夏10g，陈皮10g，再服14剂。

1992年1月3日三诊：哮喘一直未发，咳嗽减轻，痰亦不多。见效不更方，再服14剂，同时配制丸药巩固：

炙苏子30g，莱菔子30g，白芥子10g，葶苈子50g，杏仁30g，炙麻黄15g，连翘30g，桑白皮30g，赤小豆50g，炙杷叶30g，炙紫菀30g，款冬花30g，生甘草30g。诸药共研细末，炼蜜为丸，每丸10g，每日3丸。

1992年8月随访，哮喘未再反复。

［按语］

哮喘为不易根治之疾，诚如张景岳所云："喘有夙根，遇寒即发或遇冷即作者，亦名哮喘。"祝师认为，肺脏所伏之痰浊水饮是哮喘病屡发屡止的潜在病理因素，即所谓"夙根"。强调"治喘先治痰，治痰宜调气"，尝制五子定喘汤加减治之。本案病延四载，痰浊久踞肺脏，每因受寒冷之邪诱发，痰气交阻，搏击气道，故喘鸣有声。治疗以豁痰下气的三子养亲汤为基础，加杏仁宣肺平喘，葶苈子泻肺行水，一宣一泻，气机通畅则哮喘自平。初诊时因兼鼻塞流涕、喷嚏频作的风寒束表之证，故加荆芥、防风祛风散寒，前胡、白前、紫菀、款冬花止咳化痰平喘。虽变态反应检查时对多种物质过敏，但从辨证着手，抓住治痰之关键，而收药到病除之效。

【编者按】

本案患者西医确诊为"支气管哮喘"，每年必发，虽用西药仅暂时缓解，遂求治于中医。

本案中医病名为"哮证"，此患系内有痰浊之邪，外受风寒而发。观其入秋即作，春夏便解，昼轻夜重，晨起即作，可知其病性偏阴偏寒。流涕、喷嚏系外受风寒之邪，故祝氏治以五子定喘汤，乃三子养亲汤加减，外解风寒，内化痰浊，此内外并治之法。二诊时，风寒之象已解，遂去荆芥、防风等药，而加五味子、半夏、陈皮、枇杷叶等，专以化痰治本为事，终收痰化喘止之效。

观患者之象，虽以寒象为主，但病已数年，仍有郁而化热的趋势，故方中用葶苈子、桑白皮、连翘、赤小豆等药以清其内伏之郁热。"治湿不利小便，非其治也"，治痰亦当如是，方中赤小豆一药本可利水泻湿，可谓给邪开一通路也。方中五味子一药颇堪玩味，一诊时，外邪未去，故五味子不可用，以免敛邪；二诊时，外邪已去，故加五味子以敛肺固正。此案，寒热并用，解表治内并举，其法可师。

西医认为，哮喘的发作与多种免疫因素有关，但这些免疫网络的调整，非西医一药、多药所专长。而中医在调整全身气血阴阳平衡时，自然使机体的神经－内分泌－免疫网络进行整体的平衡调节，虽然不专门针对某个分子，却达到多种免疫内分泌分子之间的平衡，这就是中医治病"整体调节"和"黑箱理论"的独到之处。

【来源】

董振华，季元，范爱平，等.祝谌予临证验案精选.北京：学苑出版社，1996.7–8.

【摘选者】刘庆

【编按者】张海鹏

3 肺炎？白喉？肺穿孔？（热喘）

> 4 岁的小女孩，咳喘、发热 20 天了……西医医院开始诊断为肺炎，之后又说是白喉，最后说是肺穿孔，但治疗多次不见疗效，转而投向中医治疗。

【张梦侬原案】

张某，女，4 岁。

1959 年 2 月 6 日初诊。

主诉：咳喘、发热 20 天。

现病史：20 天前，初出疹夹滞，继以溺水受寒，因此咳嗽喘促、发热、窍闭。经几家大医院医治，武汉儿童医院诊为肺炎，武汉市传染病医院诊为白喉。治疗二旬谓"肺穿孔"（X 线片示肺有空洞），转武汉同济医院，经急诊抢救 4 日，仍不见效。遂乃决心改服中药，以尽人事。

检查：视患儿形瘦色白，唇口焦干，喘促不宁，声音嘶哑，瞪目直视，鼻扇孔张。诊脉浮细无力，舌红，苔黄腻，喉间痰响，声如拽锯，病势十分沉笃。

分析：病孩痰热内蕴，复感寒邪，致肺气郁闭，不得宣降，肺气夹痰热上逆。

中医诊断：热喘。

治则：宣肺平喘，清热化痰。

方药：加味麻杏石甘汤。

生石膏粉 15g，麻黄、桔梗、杏仁泥、甘草、款冬花、紫菀、前胡、炒枳壳、瓜蒌皮各 10g。水煎，分 3 次温服。

治疗经过：

1959 年 2 月 8 日二诊（其母代诉）：服上方 2 剂后，病已好转，喘促大减，神气转佳。在医院敷上安福消肿膏之后，又复喑哑气喘，病反增剧。此因解衣敷药，寒邪外搏，非服上药之过，实为肺热已除，但原水饮尚存，寒邪外加，外寒引动内饮，阻闭肺气，而使病反剧。拟小青龙汤加减：

干姜 1.5g，桂枝 1.5g，酒炒白芍 3g，细辛 1.5g，紫菀 10g，麻黄 2.5g，五味子 1.5g，法半夏 3g，生石膏 15g，甘草 2.5g，杏仁（研末，去皮尖）3g。共 2 剂。

1959 年 2 月 9 日三诊：患者喘减过半，痰咳减轻，惟呕吐仍频，舌苔中心灰黄浊腻。此为中焦宿滞，夹寒邪格拒。拟用消滞温中散寒法。

苦杏仁 6g，砂仁 3g，法半夏 3g，莱菔子 3g，炒建曲 6g，甘草 3g，紫油朴 3g，陈皮 6g，炒枳壳 3g，山楂炭 10g，稻、麦芽各 10g，煨姜 3 片。共 2 剂。

1959 年 2 月 10 日四诊：再诊时，患者吐逆大减，痰咳如前。仍以二诊方续服 2 剂。

1959 年 2 月 12 日五诊：痰咳呕逆均减，惟大便燥结。仍宗上方加紫菀 10g，陈皮 3g。共 2 剂，分 2 日服完。

1959 年 2 月 14 日六诊：患者便通思食，面有笑容，一切俱属佳象。惟咳嗽痰响，声音仍哑，拟前方损益。

炙麻黄绒 2.5g，米炒草茵子 2.5g，苦杏仁（碾，去皮尖）6g，炙甘草 3g，紫油朴 3g，款冬花 3g，姜制半夏 3g，炒苏子 3g，冬桑叶 3g，前胡 3g，桔梗 2.5g，生姜 3 片，大枣 2 枚。共 2 剂。

1959 年 2 月 16 日七诊：咳嗽减大半，呕逆已愈八九，知饥思食，夜寐甚佳。舌苔由灰黄转为白润，脉仍细弱。因届春节，不能羁留武汉，嘱其回乡后，续服上方 12 剂。

1959 年 3 月 20 日八诊：服上方至 3 月上旬，咳喘已愈，惟声音仍嘶哑，仍宗上方服用。

1959 年 4 月 20 日九诊：服上方至 4 月中旬，声音完全恢复正常。告之不用再服药，只用饮食调养，注意寒温起居。

【编者按】

本案患者为4岁小儿，以咳喘、发热20天来治，经多家西医院诊治而未能取效。由于诊断出现了失误，最终决定改弦更张，服中药以尽人事。喘促、发热为西医呼吸科常见疾病，多种病原感染均可导致，临床诊治均明确有效。然而，本案的失治与误治是由于没有找到明确的病原体。

本案患儿原本出疹夹滞，疹毒透发不畅，复溺水受寒，寒邪闭表，外寒内热，于是导致窍闭重症。郁热在肺不得外达，娇嫩之肺脏升降失调，因而发热喘促成为重症。

西医对于微观的病变认识清楚，但是缺乏对病机整体规律的认识，因此无从下手，难以取效。而张老识病准确，先以麻杏石甘汤开肺之郁闭，泻肺家壅热，力挽狂澜。后以小青龙汤散寒化饮，除久积之痰饮，喘减痰轻后，患者复现中焦湿滞证，采用和中温阳化滞之法，呕逆大减。以此法反复治之，痰喘呕逆终至平复，惟有大便干、喑哑等症，后加减调理而痊愈。

所以，中医重视整体，临床善于把握并运用整体规律，往往效如桴鼓。

【来源】

俞良栋.中国百年百名中医临床家丛书·张梦侬.北京：中国中医药出版社，2002.28-30.

【摘选者】范原刚

【编按者】侯中伟

4　急性结核性胸膜炎重症（悬饮）

> 他说，开始时发热恶寒，类似感冒，渐渐胸闷，咳嗽剧烈。近日胸部如压一石板，憋闷不能呼吸……

【李可原案】

赵家明，男，27 岁，灵石水峪煤矿会计。

1983 年 8 月 24 日初诊。

晋中二院 X 线片示：重症双侧结核性渗出性胸膜炎，胸腔积液。双侧胸部除 1 ～ 3 肋清晰外，余皆被积液包围。患者拒绝抽水，回县后已不能步行，其兄以小平车拉来门诊求治。

据诉，病已月余。开始时发热恶寒似感冒，仍坚持秋收劳作。渐渐胸闷肋痛，盗汗不止，剧烈咳嗽。近 3 日来，胸部如压一石板，憋闷不能呼吸，尤不能深呼吸。

其兄代诉：呼气、吸气时胸部痛如针刺，每日进食不足 3 两，发热、面容憔悴，眼眶深陷，说话困难。已注射链霉素 10 多天无效。其家距矿部仅 0.5km，下班后要走 4 小时才能到家。脉细数，132 次/分钟。心荡神摇，舌边尖满布斑痕，唇舌色青。

此属悬饮重症，本当十枣汤峻攻逐水，奈迁延失治，正气不支。拟瓜蒌薤白桂枝汤合千金苇茎汤、丹参饮合方，活血行气、振胸阳而化饮：

瓜蒌 30g，薤白 15g，白酒 100mL，桂枝 15g，丹参 30g，檀香、降香、木香各 10g，砂仁 5g，生薏苡仁、芦根各 30g，桃仁、杏仁泥各 12g，甘草 10g，冬瓜仁 60g。共 3 剂。

1983 年 8 月 28 日二诊：上药当日 2 小时服 1 次，每日夜晚连服 2 剂，药后尿量特多，一夜约 1500mL 以上，至次日 12 时 3 剂服完，热退，胸痛、肋痛、频咳、气短均愈，每日可进食 1kg 以上。患者高兴异常，从城里回村5km，仅费时 45 分钟。

惟入夜仍盗汗，咳嗽未已，舌光红，无苔，气阴已伤，原方加太子参30g，赤芍 15g，3 剂后痊愈。

【编者按】

患者双侧结核性胸膜炎，胸腔积液，在地区级重点医院确诊，但是患者拒绝抽水，而后不能步行，已成重症。

西医对此治疗主要以抗结核、消炎、抽胸水为主要思路。然而，患者病情笃重，经链霉素等治疗之效，而迁延至危重难治返回家乡。李老接诊后以瓜蒌薤白桂枝汤、千金苇茎汤、丹参饮为治。三方合用，共奏通肺利膈化饮之效。

此处体现了中医与西医的根本区别，就在于对待疾病的认识方法与策略不同。从中医的气化学说来看，水饮可从汗出，也可从小便而利，也可蒸腾气化重新循环代谢。

本案以化痰利膈，降气利水为治。一夜后排出水液 1500mL，诸症均退，后调理气阴而痊愈。正虚兼邪盛，当攻补兼施，先攻邪，后扶正。攻邪又恐伤正气，不如恢复脏腑气化功能更为妥帖。肺家气化得复，水道得通，饮邪得去，心君自然安泰，诸症自平。水饮在体内，为有形之邪气，同时必然体内之阴分不足。这就是一阴一阳之谓道。饮去后，还需缓补气阴，患者阴阳得以和谐，疾病方才痊愈。

从此案我们可知，"气化"学说和"阴阳"学说均可有效而准确地指导临床治疗。

【来源】

李可.李可老中医危急重症疑难病经验专辑.太原：山西科学技术出版社，2002.46-47.

【摘选者】侯中伟

【编按者】侯中伟

5 肺源性心脏病急性发作（痰饮）

> 这位老人处于肺源性心脏病代偿期，冬至节气因感冒突然发病，全身抖动，心悸，恐惧，自汗，暴喘，面色灰暗，如雾气笼罩……

【李可原案】

赵翰卿，64 岁，县农机公司离休干部。

1985 年 1 月 18 日初诊。

患者 1972 年患慢性支气管炎，1977 年发展为阻塞性肺气肿，1982 年冬进一步恶化，内科诊为肺源性心脏病代偿期，已达 3 年。

刻诊，冬至节气当日因感冒突然发病。其症，每日寅时先觉脐下筑筑跃动，随即有冷气频频从关元穴处上攻至剑突部，即全身抖动，心悸，恐惧，自汗，暴喘。约 1 小时许渐止。每日如此，反复发作已 20 多天。

患者面色灰暗，如有薄薄一层雾气笼罩，殊为罕见，恐非吉兆。唇指青紫，颈脉动甚，咳喘频频，痰如拽锯，痰稀而味咸。腰困如折，畏寒，入冬以来足不出户。食纳尚可，大便干结，3 ～ 5 天 1 次，小便余沥不尽。四肢冷，双膝尤冷。舌胖润紫暗，脉弦迟，60 次 / 分。腹诊，脐下跃动逼指，其势直达下脘。

脉证合参，本病内科诊为肺源性心脏病急性感染。血象示白细胞 19.5×10^9/L，中性粒细胞 90%，似属外感无疑。然细揣证情，绝非外感小恙可比。考咳喘一症，初病在肺，久必及肾。患者年高，肾气本衰。加之久病耗伤，重伤肾气。肾在变动为"栗"，今病而颤抖，正是"栗"义。肾为先天之本，诸气之根，元阴、元阳之所居，又为封藏之本。今肾之阴阳两虚，其封藏、纳气、固守之能大衰。又适逢冬至一阳来复，扰动肾宫，致元气不能下守，时时上奔欲脱。自汗者，非卫气之虚，乃肾不主闭藏也；暴喘者，非痰实气壅，乃肾不纳气也；寅时发病者，寅时属肺，乃十二经循行之始，经气之行，全赖肾气之充，今肾气衰，经气起步难。待卯时日出，阳气旺而病暂止，亦阴阳盛衰之变；心中恐惧者，肾在志为恐也；脐筑、厥气上攻者，肾元失固，且挟冲脉之上奔也；稀痰上涌而味咸者，肾液上乘也；腰困如折者，肾将惫也；且肾主二阴，阴亏失濡则大便难，阳衰失统则小便多；至若四末冷，亦火之衰，阳气难达四末也。

种种见证，无一不属于肾虚欲脱。若误用清肺、宣肺，必有暴脱之变。救治之法，全在一个"固"字。拟温氏奔豚汤：

熟地90g，配伍肾四味（枸杞子、补骨脂、盐巴戟天、仙灵脾）、山萸肉、煅紫石英、生龙牡、活磁石，阴阳并补，引火归原，纳气归肾。于发作前1小时服。

1985年1月25日二诊：前法幸中，服药3剂，诸症悉除，脉沉弦，72次/分，危象已退。熟地减至30g，续服3剂。

1985年1月29日三诊：患者喜不自胜，称3年来惟今冬幸未住院。予培本固元散（人参、虫草、胎盘、蛤蚧、茸片、三七、琥珀）治本。

【编者按】

赵翰卿老人由慢性支气管炎变为阻塞性肺气肿，后经5年加重为肺源性心脏病代偿期，3年后冬至节气突然发作，脐下筑动上冲为奔豚，自汗、暴喘，且患者面色灰暗，如雾气笼罩！腰困如折，双膝尤冷。李老拟温氏奔豚汤，以阴阳并补，引火归原，纳气归肾。三诊后诸症悉退，予培本固元散治本。

此案有几个看点：第一，祸患常积于忽微。该病起初由简单的感冒、咳嗽变为肾虚奔豚重症，由肺之轻浅到肾之深重，疾病的发展存在层次的递进变化；第二，治疗有方有法。久病及肾，肺肾同虚，面若蒙雾，这是肾阳不煦的表现。若单纯治肺，则必拔肾根。因此，李老采用温氏奔豚汤，只在一个"固"字上下功夫，肾气得固，诸证悉除；第三，处方有方有守，温氏奔豚汤治其急，培本固元散以培其本。

可见，临证功夫往往在于后期的巩固，方可收全功。

【来源】

李可.李可老中医危急重症疑难病经验专辑.太原：山西科学技术出版社，2002.374-376.

【摘选者】侯中伟

【编按者】侯中伟

6　心肌炎后遗症（心悸）

> 她，心悸伴有头晕、胸闷，已有 2 年……

【祝谌予原案】

白某，女性，36 岁，干部，门诊病历。

1994 年 2 月 3 日初诊。

主诉：心悸，伴头晕、胸闷 2 年。

患者于 1992 年春不慎感冒，以后经常心悸，脉律不齐，严重时每分钟可停跳十几次，伴头晕、目昏、胸闷憋气，劳累或生气后易发。曾在北京医院内科查心电图示：室性期前收缩频发，二度 I 型房室传导阻滞，先后服过数种抗心律失常药不效，疑诊为心肌炎后遗症，求中医治疗。

现在症状：心悸阵作，时有停跳感，乏力，头晕。胸闷憋气，神疲纳差，睡眠不安，颜面晦暗不华。昨日月经来潮，诸症加重，且腰酸膝软，小腹隐痛。舌暗淡，脉沉细无力，脉律不整。

辨证立法：心血亏损，心阳不足，心肾不交。治宜益心气，助心阳，补心血，交通心肾。方以生脉散合桂枝甘草汤加减：

党参 10g，麦冬 10g，五味子 10g，柏子仁 10g，桂枝 10g，炙甘草 6g，生黄芪 30g，石菖蒲 10g，郁金 10g，丹皮 10g，川续断 15g，桑寄生 20g，菟丝子 10g。每日 1 剂，水煎服。

治疗经过：

1994 年 2 月 24 日二诊：服药 14 剂，心悸减轻，自觉期前收缩明显减少，月经 1 周净。昨日因生气，今日期前收缩又增至每分钟 5～6 次，伴乏力气短明显，舌脉同前。守方去川续断、桑寄生、菟丝子，加丹参 30g，白术 10g，白芷 10g，再服 14 剂。

1994 年 3 月 10 日三诊：胸闷憋气告愈，入睡较佳，期前收缩减少至每分钟 1～2 次，后背畏冷，舌脉同前。守方去白芷、炙甘草，加羌活 10g，菊花 10g，炒酸枣仁 15g，再服 14 剂。

1994 年 3 月 31 日四诊：期前收缩基本控制，未再心悸、胸闷。但 3 天前月经来潮，每日上午则头晕不能自持，视物旋转，大便溏薄，舌淡，脉细弦。辨证属气血不足，血不上荣，治用补中益气汤加减以补气升阳，养血安神。

生黄芪 30g，党参 10g，白术 10g，升麻 5g，柴胡 10g，当归 10g，陈皮 10g，炙甘草 6g，川续断 15g，桑寄生 20g，菟丝子 10g，石菖蒲 10g，炒酸枣仁 15g，五味子 10g。共 7 剂。

1994 年 4 月 14 日五诊：患者服药 3 剂，头晕即愈，精力充沛，未再心悸，复查心电图大致正常。以后每逢月经期前后，即有数天头晕心悸、期前收缩发作，均用上方控制。

1994 年 6 月 2 日六诊：连服上方 20 余剂，诸症均愈。舌淡暗，脉沉细。拟配丸药方巩固：

党参 30g，麦冬 30g，五味子 30g，柏子仁 30g，桂枝 30g，生黄芪 90g，当归 30g，川芎 30g，赤芍 30g，葛根 50g，丹参 90g，菊花 30g，白芷 30g，白薇 30g，枸杞子 30g，女贞子 30g，石菖蒲 30g，郁金 30g。诸药共研细末，炼蜜为丸，每丸 10g 重，每服 1 丸，每日 3 次。

1994 年 9 月随诊，一直未发生期前收缩，精神体力均佳。守方加生山楂 90g，再配蜜丸继服。

［按语］

心肌炎后遗症以心律失常为主要临床表现者多。属于中医的"心动悸、脉结代"一类病证。由于正气不足，邪毒侵心，耗气伤阴，心失血养，内舍于脉，使搏动失其常度则心悸不宁，脉律不整。

祝师认为，所谓脉结代不能混为一谈。结脉是脉缓而有不规则的间歇，主阴盛气结，气壅痰滞；代脉是有规律的间歇，主脏气衰竭；而促脉是脉数而有不规律的间歇，多见于热性病。临床诊脉有脉律不整时，必须结合其他症状，详加辨证，因为心主血脉有赖于心气推动和心血充盈，心气不足则血行不畅，心血亏损则心失所养，临床常有证型错杂，兼证各异，寒热互见，阴阳互损情况，治疗必须以燮理气血阴阳为主而达扶正祛邪之目的。

本案因外感后发生心悸、头晕、脉律不整，乃邪毒内犯心脏，导致心气不足，心阳不振，气血不畅，故临床特征为劳累或生气后易发，且每于行经时心悸、头晕明显，气血双虚不能养心、充脉、上荣于头。祝师治以生脉散合桂枝甘草汤或黄芪建中汤为主益气养阴，温补心脾，酌加柏子仁、酸枣仁养心安神；当归、川芎、赤芍、丹参养营和血；石菖蒲、郁金、菊花宣痹通脉；川续断、桑寄生、菟丝子、女贞子补肾益气，终使诸症告愈，脉律稳定，心电图正常。本案治疗中每于月经来潮，祝师均以补中益气汤加川续断、寄生、菟丝子等升阳益气，培补脾肾，是因经期血液下行而头晕明显，属权变之治。

【编者按】

本例患者在北京医院诊断为心肌炎后遗症，属于中医的"心悸"。因为患者有明显的心气虚、心血虚、心阳虚、心阴虚的表现，所以祝老以补心气、养心阴的生脉散合温通心阳的桂枝甘草汤加减，扶正气是本案患者获得疗效的主要原因。

【来源】

董振华，季元，范爱平，等．祝谌予临证验案精选．北京：学苑出版社，1996.41-43.

【摘选者】刘庆

【编按者】肖相如

7 冠心病、心律失常（心悸）

> 他，感觉胸闷、心慌已有二十余年，加重 3 年……

【祝谌予原案】

贺某，男性，72 岁，干部，门诊病历。

1992 年 5 月 4 日初诊。

主诉：胸闷、心慌二十余年，加重 3 年。

患者自 1972 年因胸闷、心慌、心跳有间歇在北京医院检查，诊断为冠心病、心房纤颤，曾经 2 次除颤复律治疗均未成功，但可从事一般工作。近 3 年因工作繁忙，胸闷、心慌加重，劳累后尤为明显，加服地高辛每日 0.25mg 可缓解症状。患者对久服地高辛有所顾虑，因之来诊。

现在症状：胸闷心慌，头晕乏力，腰酸膝软，时感足下如踩棉絮。失眠多梦，靠服安眠药入睡，大便干燥。血压 26/13.3kPa。舌暗红，苔白，脉弦细，脉律不整。

辨证立法：心气不足，肝肾阴虚，瘀阻心脉。治以益气养心，滋补肝肾，活血通脉。拟生脉散合杞菊地黄汤加减：

沙参 10g，麦冬 10g，五味子 10g，柏子仁 10g，枸杞子 10g，菊花 10g，生地 10g，山药 10g，山萸肉 10g，丹皮 10g，茯苓 15g，泽泻 15g，夏枯草 15g，牛膝 10g，丹参 30g，川芎 10g。水煎服。

治疗经过：

1992 年 5 月 25 日二诊：服药 20 剂，精神体力极佳，头晕、胸闷、心慌均减轻，大便较畅，今测血压 18.8/10.6kPa。入睡仍差，因前列腺增生，夜尿 3 ～ 4 次，仍宗前法，辅以软坚散结，养心安神。

沙参 10g，麦冬 10g，五味子 10g，柏子仁 10g，当归 10g，丹参 30g，王不留行 10g，橘核 10g，荔枝核 15g，生牡蛎（先下）30g，川芎 10g，菊花 10g，夏枯草 15g，白蒺藜 10g，首乌藤 15g。共 14 剂。

同时以上方加琥珀 10g，西洋参 20g，生山楂 40g，萆薢 10g，女贞子 10g，酸枣仁 10g，取 3 倍量制成蜜丸续服，以资巩固。

1992 年 7 月 6 日三诊：自述服药期间无明显胸闷、心慌之感，夜尿减少，入睡好转。舌暗红，脉细弦不齐。嘱其守方，再配丸药继服。

随诊至今 3 年多，病情稳定。

［按语］

冠心病以心悸怔忡、脉律不整为主证者，祝师认为气阴两虚兼瘀血阻络最为多见。治疗常用生脉散加减以益气生津，养血复脉。

本案除心慌、脉律不整外，兼有头晕乏力、腰酸膝软、失眠多梦、大便干燥等肝肾阴虚为主见证，故方中以沙参或西洋参代人参，合用杞菊地黄汤以益气养阴，滋补肝肾，加当归、川芎、丹参、生山楂等活血通脉，气血并治，阴阳平调，通过燮理阴阳气血而达扶正祛邪之目的。

【编者按】

本例冠心病导致的心律失常，祝老辨证为气阴两虚，不解决气阴两虚的问题，心律失常是不可能治好的。正气虚弱是中医很重要的概念。

【来源】

董振华，季元，范爱平，等. 祝谌予临证验案精选. 北京：学苑出版社，1996.43–45.

【摘选者】刘庆

【编按者】肖相如

8　广泛前壁心肌梗死（真心痛）

> 七旬老人突患急性心肌梗死，服用西药后仍见心前区刺痛，胸闷气短……

【高辉远原案】

张某，男，71岁。

1991年7月5日就诊。

反复心绞痛发作二十余年，曾多次住院检查治疗，确诊为冠心病。长年服硝酸异山梨酯、双嘧达莫等扩张血管药物，病情始终不稳。今年3月因突患急性心肌梗死，予扩张冠状动脉药、强心利尿剂对症治疗后，病情基本稳定而转入内科住院。经用扩张血管药、强心剂及间断性吸氧等疗法，效果不著而请高师会诊。

症见心前区时有刺痛，活动或情绪波动后加剧，胸闷气短，心烦不安，少寐多梦。舌质红暗，苔黄厚腻，脉沉细。心电图检查提示：心电轴左偏，广泛性前壁心肌梗死（演变期）。心肌有缺血改变，心脏超声心动图示：冠心病、心肌梗死。胸片提示：主动脉弓纡曲增宽，心脏左心室影增大。尿常规检查：尿蛋白（+），白细胞3～5个/HP，上皮细胞4～6个/HP。

此为年逾七旬，胸痹久延，正气衰惫，气血失调，心血瘀阻，心神失养而发真心痛。治拟益心活血，安神定志。方用自拟养心定志汤加减：

太子参10g，茯苓10g，石菖蒲10g，远志10g，丹参10g，佛手10g，炙甘草5g，淮小麦10g，大枣5枚，延胡索10g。

药进6剂，诸症稍缓，舌脉同前，然心悸怔忡，活动气短明显，原方加生黄芪15g，龙骨15g，以增强补心益气、重镇安神之效。6剂水煎。

药后心胸刺痛、心悸怔忡大缓，眠差改善，胸闷气短稍减，但口干，多汗，舌红暗，苔薄白、乏津，脉弦细涩。原方加麦冬 10g，五味子 6g。每日 1 剂，水煎，每日分 2 次服。

高师始终以上方为主，据其病情变化，随症出入调治 2 个多月，上述症状逐渐消失。心电图复查示：心肌缺血改变，较前显著改善。

停药后 3 个月随访，病情较为稳定。

［按语］

养心定志汤是高师近年来创拟新方之一。对于冠心病、心绞痛、心肌梗死等，凡因心气虚损，心血不足，心神失养所引起的临床诸症，都可以灵活运用本方。

本案系前壁心肌梗死（演变期），心功能不全，病情虽较危重，但高师能谨守病机，立法严谨，选方准确，用药灵活，终使病得转机，诸羔消失。

【编者按】

本案患者在北京 305 医院确诊为"广泛性前壁心肌梗死"，西医内科对症支持治疗后效果不明显，遂请高师会诊。

本案中医病名为"真心痛"。因年逾七旬，辨证为气血亏虚，高师给予自拟养心定志汤，此方由定志丸和甘麦大枣汤组成，佐以丹参活血、佛手行气、延胡索止痛。以后根据病人情况，给予补气养阴、敛阴安神等加减。治疗后症状和心电图均有改善。

对于心肌梗死，中医的病名为"真心痛"。从中医的角度看，根据辨证至少分为虚证（包括气阴两虚、阳虚等）和实证（包括心血瘀阻、痰浊壅盛、阴寒凝滞等）两类论治。所以西医的同一种病，中医根据具体病情的不同，病人体质的不同，季节和地理位置的不同，遣方用药也各不相同，所谓"随证治之"，达到最契合当时病情的最佳治疗，然后随着病机的变化灵活变方。

中医的辨证论治是不变的原则，用药组方则随着病情表现出万变的圆融。这样才能体现中医治疗的个体化和整体化。如果某个病的治疗所用中药都千篇一律，则是西医的用药方法，而非中医的理法方药了。

【来源】

王发渭，于有山，薛长连.高辉远临证验案精选.北京：学苑出版社，1995.58.

【摘选者】陈松鹤

【编按者】陈松鹤

9 冠心病、心肌梗死（真心痛）

> 他，阵发性心前区疼痛已有 10 个月，加重 3 个月······

【高辉远原案】

张某，男 62 岁，干部。

1992 年 3 月 27 日初诊。

因阵发性心前区疼痛 10 个月，加重 3 个月入院。患者自去年 7 月开始出现心前区疼痛，当时含硝酸甘油片后缓解，但未介意。至 12 月 30 日突然加剧，频发胸后背疼痛，持续约 5 小时，遂在当地医院做心电图，示急性下壁心肌梗死，经抢救治疗后好转。

此后，每于晨起或活动后即心绞痛发作，每次持续 3 ～ 5 分钟，放射至左肩背、手臂，虽含服硝酸甘油、硝酸异山梨酯可减轻症状，但病情始终不能稳定，而收住院。诊为冠心病、心绞痛、急性下壁心肌梗死恢复期。遂请高师会诊。

患者精神紧张，气憋胸闷，心前区隐痛，痛甚彻背，神疲易倦，心悸气短，舌质淡暗，苔薄白，脉细弦。此为心气不足，血脉瘀阻，不通则痛之证，治宜益气养心，调气活血之法。

太子参 10g，茯苓 10g，石菖蒲 10g，远志 10g，小麦 10g，延胡索 10g，佛手 10g，葛根 10g，丝瓜络 10g，赤芍 10g，丹参 10g，炙甘草 5g，大枣 5 枚。

服药 6 剂后，精神好转，心绞痛减缓，夜寐尚安，舌淡暗，苔薄白，脉细弦。原方去丝瓜络、葛根，加黄芪 15g，龙骨 15g。

进药 6 剂，体力增强，心绞痛发作较少，活动后仍有心慌气短，易汗。

宗方继服，病情日趋平稳。

以前方为基础，其间稍加出入，共服 42 剂药后，精神转佳，体力恢复，症状消失，心痛未发，病情稳定而出院。

［按语］

本例胸痹患者，高师宗《千金方》之定志丸意，以益气养心，合《金匮要略》之甘麦大枣汤，取甘缓宁心，以治其本；加丹参、赤芍、延胡索、佛手等药，行气活血，以治其标。群药相合，可收通中有补，补中有攻，标本兼顾，攻补兼施之效，即所谓"知标本者，万举万当"是也。

【编者按】

本案患者在北京 305 医院确诊为"急性下壁心肌梗死恢复期"，西医内科对症支持治疗后，症状没有改善，遂请高师会诊。

本案中医病名为"真心痛"，辨证为阳气亏虚、心血瘀阻。高师给予自拟养心定志汤，以后随症加减，病情逐渐稳定出院。

中医治病注重"防病于未然"。患者出院后，若能够懂得中医的养生方法，包括饮食、起居、锻炼、情志的调整等，使身体的正气充盛，气血调达畅通，虽然顽疾不能根治，但是却可以达到和平共处的长寿目标。医学的最终目的是延寿，而非攻病，此传统文化"和"之天道也。

【来源】

王发渭，于有山，薛长连.高辉远临证验案精选.北京：学苑出版社，1995.59.

【摘选者】陈松鹤

【编按者】陈松鹤

10 风湿性心脏病心衰垂危（胸痹）

> 他患风湿性心脏病已有 12 年，近日面如死灰，头汗如油，神志不清，气息奄奄，寸口部脉如游丝……

【李可原案】

吴云凯，灵石县土产公司书记，55 岁。

患风湿性心脏病 12 年，顽固性心衰 5 年，心功能Ⅲ级。近 5 年大部分时间在医院度过。1977 年 6 月 23 日，患者在城关医院住院治疗 1 个多月，病情加重，急性心衰合并室颤，心率 212 次/分，已发病危通知书，家属要求中医会诊。

当日 9 时 30 分，诊见患者目暗无神，面如死灰，头汗如油，神志昏糊，喘不能言，气息奄奄，小便自遗。唇、舌、指甲青紫，口鼻气冷，全身冰冷，仅胸部微温，腹胀如鼓，下肢烂肿如泥，测不到血压，寸口部脉如游丝。五脏绝症已见其三，元阳垂绝，危在顷刻。所幸下三部太溪根脉微弱可辨，是为一线生机。

遂投大剂破格救心汤，重用附子 200g，加沉香粉 3g（冲），油桂 3g（冲），云苓、泽泻各 30g，以纳气归肾，利水消肿。武火急煎，边煎边灌。

10 时许开始服药，一刻钟后阳回厥退，汗敛喘定。11 时 30 分，知饥索食，心率 100 次/分，脱险。嘱原方再取 3 剂，3 小时 1 次，昼夜连服。下午 4 时，水肿消退，心率 82 次/分，已能拄杖出游。

前后共计 31 小时，服附子 0.75kg、山萸肉 0.5kg，古今视为必死之症，竟获治愈。

【编者按】

本案患者虽在县医院进行治疗，但是临床危候诊断确凿，不容置疑，急性心衰并房颤，心率212次/分，性命攸关，出现了脉如游丝、下肢烂肿、腹胀如鼓、唇甲青紫等真阳衰微之重候。家属一筹莫展，请李老一治以尽人事。

李老审证精详，行遍诊法，候太溪脉而知有一线生机。于是荡阴回阳，用破格救心汤治疗，竟获痊愈。患者因肾阳衰微，少饮阳气不能上济心火，而致心阳欲脱，脉率极快。阳光失照，群阴漫布，寒水失运，而阴寒极盛。方中附子200g，通行经络，开破阴寒之格拒，挽救垂绝之真阳，是为主药；沉香、油桂降敛纳气，固护命门真火，无令阳气脱散；茯苓、泽泻利湿去浊，通水道以助阳气之运化。方虽简而效力专，前后仅31小时即起死回生，可见李老功夫之深，也可见"阳气"对人体至关重要之作用。

本方"破格救心汤"是李老多年研究实践之结果，临床重用附子，格阴回阳，每每力起沉疴，从无失手。但学者尤须在辨证上下功夫，悉心体会，不可率尔模仿，免生意外。西医也有"强心利尿"的治法，类似附子回阳，茯苓、泽泻利水之功。但是，个中差别在于中医认为"手足少阴，一气相通"，即心功能的强弱与否不单纯在于心肌的力量如何，而在于肾家真火能否源源不断地输送真阳于心脏。因此，此"破格"乃救肾为本，强心为标，肾阳足则心阳复，二者以经脉相通，故可力挽狂澜。

【来源】

李可.李可老中医危急重症疑难病经验专辑.太原：山西科学技术出版社，2002.9-10.

【摘选者】侯中伟

【编按者】侯中伟

11 布鲁杆菌病急性心衰濒危（胸痹）

> 他，从事牧羊 3 年，感染布鲁杆菌病 1 年半，近日突发心衰，随时有
生命危险……

【李可原案】

张建亮，男，28 岁，静升镇狐子沟村农民。

1999 年 4 月 13 日急诊。

患者从事牧羊 3 年，感染布鲁杆菌病 1 年半，迁延失治，心、肝、肾实
质损害。4 月 3 日，突发心衰，紧急住入省人民医院（住院号 230511），最
后诊断为"全心扩大，室性期前收缩，心功能 IV 级，心衰 III 度；胸腔积液；
大动脉病变，肝功能损害，低蛋白血症；Nec 赘生物伴脱垂 AR（重）"，已
经 5 日全力抢救无效。4 月 8 日早 8 时病危，专家会诊认为，随时有生命危
险，出院准备后事，邀余做最后挽救。

诊见患者端坐呼吸，频咳暴喘，喉间痰鸣辘辘，呕吐涎沫；面色灰暗，
神情萎顿，似睡似醒，声若蚋，唇指紫暗，胸痛彻背；全身凹陷性水肿，脐
凸胸平，睾丸水肿，尿少，日夜约 150mL；厌食，食入则胀急欲死，日仅喝
点稀粥；恶寒无汗，亦无涕泪；脉促，114 次 / 分，频见雀啄；舌紫暗，满
布紫黑斑痕。

病人气息奄奄，口不能言，本病何以演变为三阴寒凝、气化冰结的局
面，已无法察知。从脉证推断，必是初病失表，致外邪深入五脏，正虚而无
力驱邪外出，伏于血分，渐致阴竭阳亡。脉见雀啄，时时有心跳骤停之险，
故古代医典把七怪脉列为必死之候。而患者接病危通知书已达 11 日而未死，
则正气尚存，又正在壮年，便有一线生机。

询知此次因感冒而突发心衰，则此"感冒"二字便是生死之关键，凡病皆由表入里，"表"既是邪之入路，亦是邪之出路。今病半月，仍恶寒无汗，是表气闭塞，外邪欲出无路。此亦三焦气化冰结，聚水成肿之主因。少阴与太阳同病，有麻黄附子细辛汤法，温里寒，开表闭，正堪借重。表闭一开，开门逐盗，伏邪外透，便有转机。遂以破格救心汤大剂，加麻黄、细辛开表闭，加油桂、五苓蒸动下焦气化而利水，更合瓜蒌薤白白酒汤、丹参饮开胸涤痰破瘀，麝香辟秽开窍而救呼吸衰竭。

附子200g，干姜、炙甘草各60g，高丽参30g（另炖），五灵脂30g，无核山萸肉120g，生龙牡、活磁石、煅紫石英、瓜蒌各30g，薤白15g，白酒100mL，丹参30g，檀香、降香、砂仁、企边桂各10g，桂枝、白术各30g，茯苓45g，猪苓、泽泻各15g，桃仁、杏仁各15g，麻黄、细辛各10g，鲜生姜30g，大枣12枚，麝香1g（分冲）。加冷水2500mL，文火煮取450mL，兑入参汁，3次分服，3小时1次，日夜连服3剂。

上药于2日内分9次服完，当日服第1次后，头部见汗，喘咳顿减；服第2次后，全身得畅汗，小便大增，日夜达3000mL以上，水肿消去十之七八，次日进食面条1碗，起床托炕沿来回散步，面色由灰暗转红润，脉沉弱，82次／分，雀啄脉消失，脱险。

历来视汗法为小技，病至奄奄一息，汗法似无用武之地。殊不知，此际妥施汗法切中病机，常常扭转败局，救人性命。汗法之妙，竟有起死回生之效。

【编者按】

患者为农民，感邪失治，遂成大症，导致内脏损伤，功能衰退，复感寒邪，竟成危候。省人民医院全力抢救无望。

家属邀李老会诊，冀绝望中以得一救。患者症见端坐呼吸，频咳暴喘，喉间痰鸣辘辘，呕吐涎沫；面色灰暗，神情萎顿，似睡似醒，全身凹陷性水肿，脐凸胸平，睾丸水肿，尿少等三阴冰结重症。

此时，西医可取之法仅为强心、利尿、解痉、平喘，但已然不效。因为西药发挥作用也需要人体正气之支持，而此时真阳衰微，无有余力。

李老审证求因，治病求本。观其因外感而加重病情，11日未死，尚有生机，结合仲景六经气化之学说，认为此病之三阴寒凝系从外而致，表闭阳气不得沟通。于是决定以内经"开鬼门"之法，宣通寒气，以救阳光。以麻黄附子细辛汤为主方，开表闭，合瓜蒌薤白汤化痰通阳。合方之法，协同作战，效力彰显。药后小便大增，知饥索食，雀啄脉消失，竟然起死回生。

明代张景岳云："天之大宝，只此一九红日；人之大宝，只此一息真阳。"诚不虚也。中医与西医认识之重大差别就在于生命整体功能的气化学说。人通过气化，可以协调、统领周身脏腑功能，阳气是气化的根蒂，所以必须固护。

【来源】

李可.李可老中医危急重症疑难病经验专辑.太原：山西科学技术出版社，2002.10-12.

【摘选者】侯中伟

【编按者】侯中伟

12　脑梗死（中风）

> 他意识障碍，言语不清，已1个半月……

【祝谌予原案】

靳某，男性，52岁，干部，门诊病历。

1981年10月30日初诊。

主诉：意识障碍，言语不清1个半月。

护送者代诉，患者今年9月初突然头晕，右侧头部麻木，言语不清，不识书字，不认亲人。经张家口地区医专附属医院及北京宣武医院等检查诊断为"脑血管病"，因来求治。

现在症状：神志尚清，反应迟钝，面色无华，精神倦怠，言语不清，书字不识。舌质暗，苔白腻，脉弦。

辨证立法：气虚血瘀，痰蒙清窍。治宜益气活血，祛痰开窍。方用补阳还五汤加减：

生黄芪30g，地龙10g，桃仁10g，红花10g，当归10g，川芎10g，赤芍15g，石菖蒲10g，远志10g，广木香10g，佩兰叶10g，细辛3g，生地10g，丹参30g。水煎服。

治疗经过：

患者10月31日在北京同仁医院做脑血流图显示：血管阻力增强，血管弹性减退。11月13日在北京医院头部CT扫描示：多发性脑梗死——左颞顶叶梗塞灶（大脑中动脉区），右枕部梗塞灶（大脑后动脉区）。病证诊断明确，服药后自觉症状亦有减轻，即以前方加减带处方回张家口服用。

1982年2月20日二诊：服药百余剂后，诸症均有好转，记忆恢复，已能识人识字。现感腰疼、耳鸣、烦躁，舌淡，苔白厚，脉弦。血压25.3/13.3kPa。由于气虚血瘀，痰蒙清窍之证改善，再辨证为肾阴不足，肝阳上亢。宜以滋肾平肝，养血活血为治。

夏枯草 15g，苦丁茶 10g，槐花 10g，黄芩 10g，杭菊花 10g，石菖蒲 10g，当归 10g，川芎 10g，赤芍 15g，鸡血藤 30g，桑寄生 20g，狗脊 15g，牛膝 10g，枸杞子 10g，女贞子 10g，白芷 10g，葛根 15g。水煎服。

以后即在此方基础之上随症加减。如睡眠不好加酸枣仁、白薇、生牡蛎；肢体麻木加白蒺藜、地龙、钩藤、丹参、大蜈蚣；血压高加紫石英、珍珠母、灵磁石；头晕加水牛角、明天麻；心悸加沙参、麦冬、五味子。病情日减，于1982年3月24日将汤药改制丸剂，嘱其常服。

1982年11月17日三诊：患者服丸药半年，病情稳定，能正常记忆和处理日常工作，已恢复上班2个月，嘱其仍配丸剂常服。

1987年2月通信随访，述5年来一直坚持工作，未再反复。1986年12月曾在外院头部CT扫描复查示：①左颞顶部梗塞灶。②局限性脑萎缩（左半球）。

现仍在服用上方。

［按语］

脑梗死是一种病理变化，凡使脑动脉相应供血区的脑组织发生缺血、缺氧、坏死后液化，均可导致脑梗死。通过治疗如能改善脑血管血运，则可使梗塞脑组织周围的充血和水肿消失，虽然局部梗塞灶少量脑细胞坏死，但通过其他脑细胞的代偿，可使功能逐渐恢复。这种好转病例鲜见。

本案祝师初用补阳还五汤加减治疗，是基于中医"血随气行"的理论，以大量黄芪益气而推动血行，加石菖蒲、远志、佩兰叶开窍祛痰以通气道而畅血行；木香、细辛之辛散引诸药上达头部。另以川芎治上部血，丹参治中部血，当归治下部血则脑部血运亦随之改善。中医认为"久病及肾"，施今墨先生常主张"病久取其肾"的治则，故后用滋肾平肝法，取枸杞子、女贞子、桑寄生、狗脊等配当归、赤芍、川芎、牛膝、鸡血藤、地龙等补肾通督，化瘀活血，再加夏枯草、苦丁茶、槐花、黄芩、菊花等平肝清热降压之品，取得满意的疗效。

头部CT扫描复查结果提示右枕部梗塞灶消失，考虑是否为益气活血、滋肾平肝的治疗作用，供同道参考。

【编者按】

本例患者在北京医院经CT扫描，诊断为多发性脑梗死，经祝老治疗，临床症状消失，恢复正常工作，脑梗死灶部分消失。

祝老运用了益气化瘀、化痰开窍、滋补肝肾等治法，涉及了"肾主骨生髓通于脑"，气虚血瘀，脑失所养，痰浊上犯，蒙蔽清窍等中医关于神志的理论，这是西医没有的理论。

【来源】

董振华，季元，范爱平，等.祝谌予临证验案精选.北京：学苑出版社，1996.98-100.

【摘选者】刘庆

【编按者】肖相如

13 脑出血（中风）

> 当日他下班乘车回家，行走途中突觉头晕恶心，四肢乏力，左手遂即失去知觉，伴有口眼㖞斜，至晚上 8 时即不省人事，急送医院……

【谢海州原案】

李某，男，67 岁，工人。

1978 年 11 月 15 日初诊。

病史：患者于同年 11 月 7 日下班乘车回家，行走途中突觉头晕恶心，四肢乏力，左手遂即失去知觉，伴有口眼㖞斜，语言謇涩，由他人搀送至家，至晚上 8 时即不省人事，急送某医院。当时血压 20.0/14.7kPa，腰穿呈血性脑脊液，诊断为"脑出血"。住院 1 周，疗效不明显，于 11 月 15 日邀余会诊。

诊查：当时病人不省人事，口眼㖞斜，面色发红，喉中痰鸣，大便数日未行。舌红绛，苔黄腻，脉弦滑。

辨证：痰热腑实，风痰上扰清窍，痹阻经络。治法：辛凉开窍，化痰通腑。

生大黄 6g（后下），元明粉 4g（分冲），厚朴 9g，枳实 9g，桃仁 10g，红花 10g，赤芍 15g，当归 9g，地龙 6g，莲子心 6g。水煎服，3 剂。另服清心滚痰丸，每次半丸，每日 2 次。

1978 年 11 月 19 日二诊：患者服药 3 天，大便通利，热退，喉中痰鸣声减轻，仍神昏。舌暗，苔黄腻，脉沉弦。拟清心化痰、化瘀通络之方：

泽兰 12g，丹参 15g，川芎 9g，益母草 15g，鸡血藤 20g，当归 9g，赤芍 15g，桃仁 12g，杏仁 9g，海浮石 12g，淡鲜竹沥水 30mL，天竺黄 12g

（冲服）。水煎服，8剂。另服清心滚痰丸，每次1丸，每日2次。

1978年11月28日三诊：患者服药8天后，喉中痰鸣消失，神志转清，前方去杏仁、益母草，加生蒲黄12g，豨莶草30g，石菖蒲9g。水煎服，8剂。带药出院，坚持门诊治疗。

1978年12月10日四诊：又服药11剂后，左侧肢体可轻微活动，舌暗红，脉弦细。治以补肾养阴，佐以活血通络。

北沙参12g，天、麦冬各9g，牡丹皮10g，黄芩10g，生地15g，枸杞子12g，当归12g，红花10g，丹参15g，鸡血藤20g，白芍12g，木瓜12g，伸筋草15g。水煎服，13剂。

1978年12月24日五诊：患者服药13剂，口眼㖞斜消失，拄杖可行走。舌暗，苔白，脉弦。拟益气活血、化瘀通络法。

黄芪15g，当归10g，川芎9g，赤芍15g，地龙9g，桃仁9g，红花9g，鸡血藤24g，路路通10g，太子参15g。水煎服，14剂。

见效不更方，可继服多剂，以巩固疗效。

上方连服2个月后，患者生活已能自理，语言尚不流利，嘱其继用此方调理。

3年半后随访，患者已恢复如常人。

【编者按】

本案"脑出血"为突然发作，无明显诱因，医院检查血压20.0/14.7kPa，腰穿呈血性脑脊液，虽未指明医院，但诊断正确无误。当晚8时后进入昏迷状态，在医院持续治疗1周未见好转，仍昏迷不醒。急性脑出血临床视为恶候，半死半生，凶多吉少。病情严重程度往往取决于病灶的位置，离生命中枢越近，危险越大。

本案未述头颅造影成像结果，但是从症状看，发病至晚间呈渐进性加重过程，直至昏迷不醒。西医学的治疗主要以降颅压、营养神经、软化血管、促进病灶淤血吸收为主。但是，存在药物难以透过血脑屏障的问题，所以临床疗效难以凸现。

中医学理论认为"脑为元神之府"，同时脑与脏腑功能紧密相关。五脏六腑之精气，皆上注于头而走空窍。临床"脑出血"的症状被称为"神匿窍闭"。治疗可以通过调节脏腑功能影响脑的功能，同时可使用芳香透达开窍的药物促进局灶吸收，改善临床症状。

本案谢老针对"痰热腑实"证，渐次采用化痰通腑，辛凉开窍，清心化痰，化瘀通络等法治疗。腑气得通，痰热得除，神明不再受到痰热之熏灼，成了本病的转机。从三诊开始，患者神清，仍宗前法，祛瘀化痰，活血通络，随证或兼以补肾，或加重通络，或加重益气。前后治疗2个月，患者逐步康复，能够自理，后3年半随访时已然恢复如常人。

对于大病的治疗，中医特别重视扭转病势，而其中的关键在于找准病机靶位。本案"化痰通腑"就是当时见证的靶位，故而能截断病情，最终收以全功。

【来源】

谢海州.中国百年百名中医临床家丛书·谢海州.北京：中国中医药出版社，2002.15–16.

【摘选者】侯中伟

【编按者】侯中伟

14　左侧脑血栓形成（中风）

> 他突然出现轻度失语，右手麻木……

【谢海州原案】

张某，男，43岁，辽宁凌原县油库管理员。

1983年10月16日初诊。

病史：患者于1983年9月30日突然出现轻度失语，伴右手麻木，遂去321军医医院，诊为"枕大神经炎"，投以西药地巴唑、维生素C治疗，症状逐渐加重。又于同年10月15日去沈阳军区总院就医，经CT检查诊断为"左侧脑血栓形成"。次日邀余会诊。

诊查：患者重度失语，晨起时口中流涎较多，右手麻木，偶有心悸。舌淡暗，苔白腻，脉沉细。

辨证：痰阻舌本兼气虚血瘀。治法：涤痰开窍，益气化瘀。

处方一：天竺黄100g，牛黄3g，胆南星30g，麝香0.3g，冰片0.3g，石菖蒲90g，远志90g。上药研粉含化，每次1g，早、晚各1次。

处方二：黄芪24g，当归12g，桃仁6g，川芎9g，红花9g。水煎服，分2次煎，每煎沸后煮20分钟。分2次服，早、晚各1次。14剂。

2周后患者可以说一些单词，但速度较慢，口角流涎基本控制，偶有心悸。处方一不变，处方二加桂枝9g，继续服用，服法同前。

又4周后，患者已能说一般句子，表达偶有不全，余症已基本消失。疗效明显，带药出院。

【编者按】

患者经过2次西医诊断，初次存在误诊的可能，第2次在沈阳军区总院诊断明确无误。

患者临床要解决的最大问题是严重失语。根本原因是脑血栓形成后压迫语言中枢，导致神经传导障碍，构音功能失常。现代医学主要采用营养神经、抗病毒、高压氧舱等疗法，但目前尚无特效。

中医学认为，此病是"瘀阻脑窍"。临床可用芳香化瘀、醒脑开窍之法以推陈致新，促进局部血液循环代谢，加速血栓吸收，从而临床取效。谢老治疗此类病证独有心得。处方谨严，很有章法。处方一为粉剂，方中牛黄、麝香、冰片芳香开窍，直入脑络，祛瘀生新；天竺黄、胆南星、远志等化痰宁心。更妙者舌下含化，起效迅速。从处方二可见，谢老以整体为本，辨证论治丝丝入扣。

患者除失语外，流涎较多，"脾主涎，脾为吞"，又称为"脾不吞津"，法当补益气血，兼以活血化瘀。方中黄芪、当归益气养血，扶正气，桃仁、川芎、红花活血化瘀，推陈致新。诸药攻补兼施，补益为主，以提高正气，增加免疫力，促进血栓吸收。

【来源】

谢海州.中国百年百名中医临床家丛书·谢海州.北京：中国中医药出版社，2002.17-18.

【摘选者】侯中伟

【编按者】侯中伟

15 顽固性呃逆（呃逆）

> 他，呃逆频作，伴有呕吐，痛苦不堪……

【谢海州原案】

漆某，男，76 岁，干部。

1986 年 3 月 25 日初诊。

病史：患者素有肺心病、冠心病、心肌梗死及心衰和肺衰的病史，此次住同仁医院保健病房，出现了顽固性呃逆，伴有呕吐，食饮俱废，痛苦不堪。该院中医会诊，以旋覆花、代赭石、丁香、柿蒂、橘皮、竹茹诸方药投之不效，诸症有增无减，于同年 3 月 25 日邀余前往会诊。

诊查：患者虽有呃逆频作，时有呕哕，但细察其症，呕哕虽频作，但声音低微，兼有身倦乏力、气短嗜睡、舌淡、脉弱等一派虚极之象，昭然可见。联系其久病之病史，病久体虚，胃气衰微，所以诸症皆见。

辨证：中焦虚衰欲脱。治法：扶正固脱，佐以和胃降逆。

附子 6g，干姜 6g，熟地 18g，山萸肉 18g，山药 12g，白芍 15g，生龙骨、牡蛎各 24g，清半夏 9g，代赭石 12g，阿胶 10g（烊化），灶心土 30g（煎汤代水煎药），黄芩 10g，白术 10g。水煎服，4 剂。

1986 年 3 月 29 日二诊：患者药后呃逆少作，显效，仍宗原方意加减以助胃气升发，开胃进食。但脉结代未见缓解，进食、精神均见好转，病人家属均感满意。

【编者按】

顽固性呃逆确实属于临床疑难病，甚者呃逆数月不止。西医多用维生素、抗生素等进行治疗。该病往往为原发病比较严重的继发症。临床需要顾忌既往病史，若同时兼有呃逆则影响正常生活。

中医治疗呃逆，也并非完全有效，但是有"和胃降逆"止呃理论的指导，同时还可以根据千变万化的临床症状辨证下药。本案呃久虚衰，声低气怯，虽然为呃，但决不可妄行攻伐消导，前医降逆化痰，损伤正气，不效且重。治疗必须扶阳补气，培补肾根，再兼以降逆止呃。

谢老在此用经方"黄土汤"加减，以期回阳温中而止呃逆。方中附子、干姜扶正固本防脱，熟地、山萸肉填精髓、补肝肾，灶心土、山药、白术温中补脾，黄芩为佐，防止燥热内伤，阿胶、白芍养血柔肝，生龙骨、牡蛎、清半夏、代赭石重镇降逆。诸药相合，疗效始出。全方配伍周密严谨，刚柔并济，阴阳皆备，温阳而不伤阴，养血而不妨脾，共奏温阳健脾、养血止呃之效。方中尤妙为灶心土，又称伏龙肝、灶心黄土，是指烧柴灶底中的土块。方中灶心土辛温而涩，温中收敛而为君药，故而疗效突现。此方临床还可温中止血宁络。

【来源】

谢海州. 中国百年百名中医临床家丛书·谢海州. 北京：中国中医药出版社，2002.167–168.

【摘选者】 侯中伟

【编按者】 侯中伟

16　病毒性乙型肝炎、肝硬化晚期（肝郁胁癖并发鼓胀）

> 他感觉头昏乏力，口苦咽干，腹胀，不思饮食，腰膝酸软，双下肢浮肿……

【米伯让原案】

张某，男性，55岁，干部。

患者因腹胀，乏力，双下肢浮肿伴纳差1个多月，以病毒性肝炎，HBsAg（＋），肝硬化（晚期）住北京原721医院。入院后经检查确诊为"病毒性肝炎"，HBsAg（＋），肝硬化（晚期）。经服中西药未见好转，患者要求出院来西安服中药治疗。

初诊：头昏乏力，口苦咽干，胸闷气短，咳嗽吐痰，腹胀纳差，四肢无力，手心发热，心烦失眠，腰膝酸软，大便成糊状，每日2次，尿少色黄，肝肋下未及，脾肋下3cm，质中，腹水征阳性，双下肢浮肿。舌质红，苔薄腻略黄，舌边有齿痕。脉象：右手弦，左手细弱。

中医诊断：肝郁胁癖并发鼓胀证。治以健脾益气，消胀利水。方用补中益气汤加桂枝10.5g，厚朴10.5g。每日1剂，连服14剂。

二诊：头昏，腹胀，手心发热，大便稀，每日1次，下肢轻度浮肿。舌质红，苔薄白，脉弦细。继服上方14剂。

三诊：腹微胀，大便稀，每日1次。舌质淡红，苔薄白，脉弦细。继服上方14剂。

四诊：上述症状完全消失。复查：① HBsAg测定：反向间接血凝阴性，对流免疫电泳法阴性。②乙型肝炎抗原抗体检查：HBsAg（－），抗－HBs（＋），抗－HBC（－），DHA-P（－）。检查结果显示：乙型肝炎痊愈。3个月后又做复查，结果同前。

随访1年，未见复发。

【编者按】

本案乙型肝炎、肝硬化晚期腹水，属于临床疑难病症，现代医学对之也束手无策。尤其是对于肝硬化，西医学认为并不可逆。

但是，中医学中的活血化瘀理论以及软坚散结理论认为，人体的机体能够通过药物或者其他治疗手段激活并加快病变部位的代谢，并产生活化因子，从而加强生物体的功能活性。

张仲景在《金匮要略》中就记载了鳖甲煎丸治疗癥结于胁下的疟母病，今人在此基础上进行了采用"复方鳖甲软肝方"治疗脏器纤维化的研究。这些成果都是建立在软坚散结、祛瘀生新理论的基础上。但是，临床治病仍然不可胶柱鼓瑟，必须辨证论治。

本案米伯让先生辨证肝郁脾虚，土虚木旺，所以采用补中益气汤加减治疗。所谓"见肝之病，知肝传脾，当先实脾"，脾气得复，水液得以运化，腹水消失，诸症均见好转，得以痊愈。

临床取效之快，根源是药证相投之缘故。疗效虽然称奇，疗法原本平常。

【来源】

米烈汉.中国百年百名中医临床家丛书·米伯让.北京：中国中医药出版社，2001.144-145.

【摘选者】侯中伟

【编按者】侯中伟

17　结扎术后肠粘连（腹胀、腹痛）

> 她，腹胀、腹痛已有 7 年，加重 4 年……

【祝谌予原案】

金某，女性，42 岁，农民，病历号 C179179。

1979 年 12 月 21 日初诊。

主诉：腹胀、腹痛 7 年，加重 4 年。

患者 1972 年因绝育行输卵管结扎手术，术后 1 周出现腹胀、腹痛伴发热，当地医院诊为结核性腹膜炎，予抗炎及抗结核治疗 3 个月，症状好转而停药。1975 年后出现发作性腹胀、腹痛，伴呃逆、恶心、呕吐，腹部起包块，无排便及排气，曾先后多次在天津、张家口等地住院，按粘连性肠梗阻治疗而好转。

今年 8 月始，大便鲜血量多，腹胀、腹痛加重。12 月 6 日本院（协和医院）外科查：腹部膨隆，左下腹凸起，压痛明显。腹透及腹平片肠管轻度扩张，未见机械性肠梗阻征象。肛镜可见多个痔核。ESR、肝功能、血常规及"OT"试验均正常，诊断为结扎术后肠粘连、内痔出血，建议中医治疗。

现在症状：搀扶来诊，痛苦病容，呻吟不已，呃逆频频。周身乏力，面色苍白，腹胀，腰痛，纳差，恶心，头晕，神疲，大便鲜血，肛门坠痛。经期提前 10 天，量多。舌淡暗，脉细滑数。

辨证立法：肝郁气滞，脾虚气陷，胃失和降，血不归经。治疗先以益气摄血，次以疏肝和胃为法，拟补中益气汤合四生丸加减。

生黄芪 30g，党参 10g，白术 15g，柴胡 10g，黑升麻 5g，黑芥穗 10g，生地 10g，生荷叶 10g，生艾叶 10g，生侧柏 15g，生地榆 30g，炒槐米 10g，白芍 30g，陈皮 10g。每日 1 剂，水煎服。

治疗经过：

1980 年 1 月 4 日二诊：服药 14 剂，大便通畅，纳食增加，余症同前。舌淡，苔白腻，脉沉细。此为肝郁化热，脾胃气滞之象，易以大柴胡汤加减清泄肝胆，和胃止血。

柴胡 10g，黄芩 10g，半夏 10g，白芍 20g，生大黄 5g（后下），佛手 10g，生地榆 30g，槐花 10g，焦三仙各 10g，火麻仁 10g，炙甘草 6g，生姜 3 片，大枣 5 枚。水煎服。

1980 年 1 月 25 日三诊：患者服药 7 剂，受凉后感觉低热，仍腹胀、呃逆、便血。苔黄腻，脉沉细。拟小柴胡汤和解表里，疏肝行气。

柴胡 10g，黄芩 15g，党参 10g，半夏 10g，炙甘草 6g，乌药 10g，香附 10g，陈皮 10g，莱菔子 10g，生地榆 20g，槐花 10g，生姜 3 片，大枣 5 枚。水煎服。

1980 年 2 月 8 日四诊：患者药服 6 剂，低热已除。守方加白芍 30g，再服 10 剂，呃逆、腹胀悉减，仍头晕，乏力，便血。舌淡，苔白，脉沉细。再用大柴胡汤加减：

柴胡 10g，黄芩 10g，白芍 20g，半夏 10g，枳实 10g，酒大黄 10g（后下），乌药 10g，陈皮 10g，莱菔子 10g，地榆炭 15g，槐花 10g，生姜 3 片，大枣 5 枚。连服 14 剂。

服上药后呃逆消失，腹胀、便血明显减轻，守方加薤白 10g，杏仁 10g，桔梗 10g，再服 20 剂，诸症告愈，精神体力均佳，大便略有出血。再以补中益气汤加减以善后治疗。

［按语］

腹胀一证，有虚有实，基本病机为肝脾二脏功能失调，气、湿、瘀互结于内。本案病程较长，腹胀顽固，虚实兼见，治不易奏效。初诊时见其面色苍白，乏力神疲，月经提前、量多，大便鲜血等脾不统血之证，但用补中益气汤加四生丸治疗不效，是因实中夹虚，肝胃不和，气滞中焦是其病本。故以大、小柴胡汤合调气对药交迭加减，治疗以疏肝利胆，行气导滞，宽中利膈，终获治愈。可见，虚实之辨，固然重要，而虚中夹实，实中夹虚，尤宜详审。

【编者按】

本案患者确诊为"术后肠粘连"，属于腹部手术后的常见并发症，造成机械性肠梗阻，多为不完全性肠梗阻，疾病反复发作，甚为痛苦。对于完全性肠梗阻，西医首选手术治疗，但术后肠粘连仍会进一步加重。西医的对症治疗收效甚微。但是中医治疗却很有优势，效果颇佳。

本案中医病名为"腹痛"。根据四诊资料，辨证为脾虚气陷、肝郁气滞。病人术后中气大伤，素体可能有肝郁脾虚的体质，所以术后气血运行无力，气不摄血，血行停滞，不通则痛。故本案乃本虚标实，治以补气摄血、疏肝调气。但有标本缓急之次第不同。

首诊之时，患者虽有肠粘连之病史，但目前以便血为急，故以补中益气汤合四生丸加减以益气摄血。服药后，中州之气较复，故大便通畅，纳食增加，余症同前，转手从泄肝和胃论治，方用大柴胡汤加减。三诊时，因受凉外感，遂改用小柴胡汤。用小柴胡汤者，其意在于，一则可使外受之邪从少阳转太阳而散，二则借外感之机，使少阳沉郁之邪外走。四诊时，上方加白芍30g，再进10剂后，诸症向愈。其要在白芍养肝，柴胡、乌药调肝气，肝之体用得复，木可疏土，中焦运化之机自复。末诊用杏仁、桔梗，意在调上以治下，即"上焦得通，津液得下"之意。

此案病经多年，虚实夹杂，治疗之中，数易其法，终使沉疴向愈。其间，标本缓急之把握，法度之变化颇堪玩味。然细度此案系术后肠粘连，且病经数年，气滞血瘀之机似亦存在，然前后数诊，活血化瘀之力始终欠少，此或为此案之失。

中医治疗对于术后的常见并发症有很好的调整效果，本案即是一例。

【来源】

董振华，季元，范爱平，等.祝谌予临证验案精选.北京：学苑出版社，1996.26–28.

【摘选者】刘庆

【编按者】张海鹏、陈松鹤

18　老年性高位肠梗阻（关格）

> 他，腹胀如鼓，时时绞痛，满床翻滚，伴有呕吐，已经半个月没有大便了……

【李可原案】

王万林，男，65岁，外科住院病人。

患者急诊入院5日，病程半个月。起病即见腹痛，呕吐，半个月没有大便，无矢气。腹胀如鼓，时时绞痛，满床翻滚。外科诊为"老年性肠梗阻"。胃肠减压，灌肠无效，准备手术。考虑患者高年体弱，脱水严重，心脏功能不好，恐难支持，特邀中医协治。

诊见患者面容憔悴，眼眶塌陷，极度消瘦，腹胀如鼓，已半个月粒米未进。舌苔黄、厚腻，脉滑无力。高年，关格大证，邪实正虚，不堪峻攻。拟硝藤汤合扶正破滞之品。

处方一：生白萝卜5kg，芒硝240g。

处方二：红参（另炖）、滑石粉、厚朴、槟榔各30g，旋覆花15g（包），枳壳10g（炒），木香、沉香各3g（磨汁兑入）。

上药各依法煎煮，两汁混匀。2小时服1次，每次200mL。连续服用，便通停药。

次日诊之，知昨晚8时服药1次，一刻钟后，先觉脐周绞痛，随即有气上下翻滚，腹中鸣响如雷，满室皆闻其声。约40分钟后开始频频打嗝，矢气不停。三焦气机升降已复，腹胀大减。

又接服药汁200mL，1小时后腹中大痛一阵，随即便下团块状结粪夹极臭之糊状大便甚多，痊愈出院。

此例从服药到便通仅 2 小时 10 分，服药量约全剂的 1/2。

［按语］

治一切痞塞不通之症，重在治"气"。百病皆生于气，三焦气化升降之枢纽在脾胃。故治气之要，不过升脾降胃而已。脾宜升则健，胃宜降则和。若因六淫外邪或饮食内伤致脾气下陷，胃气上逆，则病阻隔不通，甚则气机逆乱，有升无降，上不得入，下不得出，而病关格。此即肠梗阻之成因。

治关格大证，用扫荡攻坚之剂，必以气药为帅。如大承气汤（大黄四两，厚朴半斤，枳实五枚，芒硝三合）4 味药，破滞气药占 1/2，厚朴为大黄之 2 倍。张氏硝藤通结汤 2 味药，芒硝 4 两，生白萝卜 2.5kg。白萝卜为蔬菜，四季皆有，价廉易得，性温，生升熟降，一物而兼升降气机之能，又为食疗之上品。生食下咽，立即嗳气打嗝，升气宽胸，上焦先通；熟食则转矢气，肠鸣辘辘，下气极速，通利二便，中下二焦可通。芒硝与萝卜同煮，软坚润下，以萝卜浓汁善下气者推荡之，肠蠕动加速，开结最速而不伤正，故治重症、虚证肠梗阻最理想。

手术后发生肠粘连或不全梗阻，或尿闭，更是气虚为病。气虚失运则窒塞不通，当塞因塞用，重用参芪大补元气。佐小量木香、沉香磨汁兑入，助大气流转。莱菔子即白萝卜的成熟种子，与萝卜同性，破气消痰，"有推墙倒壁之功"，以大剂参芪为帅而统之，发挥其善通之特长，制其开破之弊，不使为害。再加赭石、厚朴之降胃逆，液枯者合大剂增液汤增水行舟，使三焦气化迅速复常，冲决窒塞，诸症立愈。用治术后各类脏器粘连为患，对症加减，效果极好。气虚者多觉胀闷，气虚下陷证胀闷更甚，不可疏散，更不可开破，应峻补其气，气足则运旋升降复常，胀闷自消。

【编者按】

此症并非急症，但半月不能进食，鼓闷胀饱，若气道不开，必转死候。西医胃肠减压、灌肠等常法无效，而本例患者又难以受任手术。因而，转以中医会诊。

此案之成功凸现了中医的几大特点：第一，治从气化，病从内除。张氏硝藤汤加减运用，协调的是人体脏腑自身之气化功能，正虚邪实兼顾，而非单纯针对病理产物；第二，药食同源，合理应用。本案生白萝卜可食亦可入药，其性可升可降，确有效用。值得注意的是，其性虽能开破，但不伤谷气，非其他降逆行气之品可比；第三，辨证得宜，有胆有识。本案芒硝用到240g，生白萝卜用到了5kg，可谓有胆，分量之足在于对证候的准确把握。而方中红参、厚朴、槟榔之属则助其行气，群药同用，行气不伤正，可谓有识。

中医注重辨证论治，好比量体裁衣，处方自可随证变化，灵活多样。

【来源】

李可.李可老中医危急重症疑难病经验专辑.太原：山西科学技术出版社，2002.130–131.

【摘选者】 侯中伟

【编按者】 侯中伟

19 肝硬化腹水、肝性脑病（鼓胀）

> 他患肝硬化已 5 年，腹部膨隆，叩有腹水，近日神昏谵语，狂躁……

【祝谌予原案】

刘某，男性，40 岁，工人，病历号 C101527。

1975 年 1 月 30 日初诊。

主诉：肝硬化 5 年，神昏谵语、狂躁 2 天。

患者于 1970 年发现肝硬化。1974 年 12 月 17 日因发热 3 天，黑便 1 天，诊断为"上消化道出血及原发性腹膜炎"，收住内科病房。入院（协和医院）时体温 38℃，脉搏 100 次 / 分，血压 11.9/6.6kPa。神清合作，巩膜及皮肤黄染，颜面浮肿，腹水征（＋），肝触诊不满意，脾肋下 3cm 可及。实验室检查：血红蛋白 104g/L，白细胞 5.6×10^9/L，中性粒细胞百分比 83%，血小板 31×10^9/L，白蛋白 22g/L，球蛋白 39g/L。

住院后即用三腔管压迫止血，并给予输血和垂体后叶素、抗生素等治疗，出血及腹腔感染得以控制。患者于 12 月 28 日出现烦躁，次日嗜睡，反应迟钝，答非所问，扑翼样震颤阳性。血氨测定为 1.39×10^{-3}g/L，考虑为"肝性脑病"，经静脉滴注谷氨酸钠等药治疗 1 个月，症状时好时坏。

至 1975 年 1 月 30 日，神志完全不清，谵语狂躁，打人骂人，无法继续输液给药，急邀祝师会诊。

辨证为热扰心神，痰浊蒙窍。急用验方牛麝散（人工牛黄、麝香、羚羊角、石菖蒲、丁香、藏红花配制成散剂），每次半瓶，每日 2 次，化水灌服。2 天后神志清醒，回答问题确切，扑翼样震颤消失。为进一步巩固疗效，同时服中药汤剂治疗。

现在症状：面色晦暗，皮肤黄染，乏力，纳差，腹部膨隆，叩有腹水，小便量少，大便溏泄，每日 3～4 次。舌胖大，质淡暗，苔薄黄，脉滑数。血胆红素 0.78×10^{-3} g/L。

辨证立法：湿热与瘀血互结，损伤肝脾，上蒙清窍；脾肾阳虚，水湿内停。治以清利湿热，温阳化气，健脾利水为主，佐清热化痰开窍，方宗茵陈蒿汤、五苓散化裁。

茵陈 30g，黄芩 10g，栀子 10g，茯苓 24g，猪苓 15g，泽泻 15g，白术 12g，桂枝 10g，制附片 6g。每日 1 剂，水煎服。同时用牛黄散半瓶，每日 2 次，化水鼻饲。

治疗经过：

服药 12 剂，未再昏迷，黄疸减轻，尿量增加。复查血胆红素 0.32×10^{-3} g/L，白蛋白 18g/L，球蛋白 52g/L。乃停用牛黄散，守方加丹参 30g，再服 15 剂，精神、体力、食欲明显好转，腹胀减轻，于 1975 年 3 月 13 日出院，继续门诊治疗。当时皮肤黄疸消退，巩膜仍黄，腹胀、尿少、便溏，舌暗有齿痕，脉滑。辨证立法同前。

茵陈 30g，龙胆草 6g，桂枝 10g，白术 12g，猪苓、茯苓各 24g，泽泻 15g，车前草 30g，旱莲草 15g，鸡血藤 30g。每日 1 剂，水煎服。

加减治疗 2 个多月，巩膜黄染消失，大便成形，尿量增加，腹胀、腹水均减，可骑自行车就诊。血胆红素 0.15×10^{-3} g/L，白蛋白 17.6g/L，球蛋白 22.4g/L，嗣后以茵陈五苓散、五皮饮、逍遥散或五味异功散交替服用，随症加入丹参、泽兰叶、白蒺藜、合欢皮等活血软坚消癥之药。

调治近 1 年，病情稳定。化验谷丙转氨酶、胆红素均正常，白蛋白 26.3g/L，球蛋白 41.7g/L。

［按语］

本案为肝硬化合并腹水、黄疸、上消化道出血、肝性脑病，实属鼓胀晚期，治疗颇为困难。初诊时神昏谵语，狂躁不安，系湿热互结，弥漫三焦，蒙蔽清窍而致，治疗急用牛黄散清热化痰，开窍醒神，使神志恢复，狂躁控制，转危为安。以后易方治疗鼓胀，究其病机系湿热蕴结肝胆，不得疏泄，溢于皮肤乃成黄疸；湿热日久，气血阻滞，互结于胁下则为肝脾肿大；湿热损伤脾肾，脾阳不运，肾阳不化，水湿内停，三焦不利故而腹胀腹水，尿少便溏；舌胖大，质淡暗，脉滑数，皆为脾肾阳虚，水湿不运，湿热内蕴之象。

祝师治用茵陈蒿汤清热利湿退黄；五皮饮合五苓散通阳利水消肿；逍遥散、五味异功散健脾疏肝。随症加制附片、桂枝温阳利水；丹参、茜草、红花、白蒺藜、合欢皮软坚化疸，消肝脾之肿大，虚实兼顾，标本同治。经治1年，黄疸腹水消失，肝功能恢复正常，病情稳定，确实不易。

【编者按】

对于肝硬化，西医认为没有特效疗法，以对症治疗和支持治疗为主，肝功能代偿期经过治疗预后较好，失代偿期则预后较差，如出现黄疸、门静脉高压症、白蛋白小于25g/L则病情严重，伴发出血（食管－胃底静脉曲张破裂）、严重感染、肝性脑病等预后极差。

本例患者所有的严重并发症都已出现，最终出现肝性脑病，西医治疗无效而请祝老会诊。祝老通过中医的辨证论治，整体调理，使患者转危为安，病情稳定。如湿热互结，弥漫三焦，蒙蔽清窍而导致昏迷的病机，清热化痰开窍的治法；湿热蕴结肝胆导致黄疸的病机，以及清热利湿，疏肝利胆退黄的治法等，是西医没有的概念，而祝老正是运用这些理论使患者的病情得到稳定。

【来源】

董振华，季元，范爱平，等 . 祝谌予临证验案精选 . 北京：学苑出版社，1996.38-41.

【摘选者】刘庆

【编按者】肖相如

20 糖尿病性视网膜病变（视瞻昏渺）

> 她多饮、多尿，伴视力下降已有 5 年，左眼失明 7 个月……

【祝谌予原案】

王某，女性，53 岁，工人，病历号 C417057。

1990 年 6 月 22 日初诊。

主诉：多饮、多尿，伴视力下降 5 年，左眼失明 7 个月。

患者于 1985 年因多饮、多尿，伴视物不清，确诊为糖尿病，予饮食控制及口服降糖西药治疗，血糖不稳定，视力逐渐下降。1989 年 2 月经本院（协和医院）眼科检查为糖尿病性视网膜病变Ⅳ期，行氩激光治疗 3 个月。

当年 11 月因负重物导致左眼底大出血而失明，仅有光感和可见手动。当时眼科检查发现左眼底有一条状出血，视乳头呈增殖性玻璃体视网膜病变，其他部分被混浊的玻璃体所覆盖。经用卡巴克洛、芦丁、维生素 C 等治疗半年，视力未见恢复。

昨日眼科检查：视力右眼 0.1，左眼仅见手动，右眼底出血较前吸收，颞下增殖膜伴血管。左眼仅见机化膜，玻璃体混浊，目前每日口服格列本脲 2.5mg。空腹血糖 8.44mmol/L，午餐后 2 小时血糖 9.77mmol/L，尿糖（－）。求治于中医。

现在症状：右眼视物模糊不清，左眼仅有光感和可见手动。多年来大便秘结，靠服泻药排便。舌淡，苔薄白，脉弦细。

辨证立法：气阴两伤，肝肾不足，瘀阻目络。治宜益气养阴，滋补肝肾，活血止血。方用降糖对药方加减：

生黄芪 30g，生地 30g，苍术 15g，玄参 30g，葛根 15g，丹参 30g，川

芎10g，白芷10g，谷精草10g，密蒙花10g，青葙子10g，木贼草10g，草决明30g，丹皮15g，制首乌15g，女贞子15g，当归15g，白芍30g。每日1剂，水煎服。

治疗经过：

服上方近2个月，大便较畅，7月10日查空腹血糖7.60mmol/L，午餐后2小时血糖6.66mmol/L。但8月6日右眼视力又有下降，眼科查右眼视力0.06，左眼仍见手动。眼底检查：右眼颞下机化团处出血，视盘上下方玻璃体条形出血混浊，黄斑小圆点出血，中心光不清。左眼颞侧机化团盘斑间变薄。8月10日复诊时仍守前法，加重凉血止血之药。

生黄芪30g，生地30g，苍术15g，玄参30g，葛根15g，丹参30g，黄芩10g，黄连5g，川芎10g，白芷10g，菊花10g，青葙子10g，谷精草10g，密蒙花10g，草决明30g，枸杞子10g，白芍30g，大蓟10g，小蓟10g。每日1剂，水煎服。

服上方2个多月，右眼视物较前清晰，左眼突然复明。

1990年10月15日视力检查，右眼0.07，左眼0.04。继以上方随症加生大黄、三七粉、生蒲黄、茺蔚子等药，服至1991年4月，视力进一步恢复。眼科复查，双眼视力均为0.1，眼底可见激光斑，未见出血。

1991年8月复诊时病情稳定，空腹血糖6.27mmol/L，午餐后2小时血糖7.44mmol/L。遂将原方配制水丸长服以图巩固。

随诊至今，未见反复。

［按语］

糖尿病性视网膜病变属于中医之"视瞻昏渺""血灌瞳神"或"暴盲"的范畴。若发生增殖性视网膜病变，视网膜上出现新生血管，则可引起玻璃体出血、纤维组织增生、视网膜剥离等严重后果，是导致失明的重要原因。

祝师认为本病之病机主要是气阴两虚、肝肾阴亏、瘀阻目络。糖尿病以气阴两虚为本，气虚不运或阴虚血滞均可产生瘀血，又因肝藏血，肾藏精，肝肾同源，肝开窍于目，目得血而能视，故祝师常以益气养阴、滋补肝肾、活血止血为治疗原则。

早期病变出现视物不清、视力下降者常用降糖对药方加川芎、白芷、菊花、青葙子、谷精草、密蒙花，以益气养阴、活血化瘀、祛风明目；晚期病变由于眼底出血，视物发红甚或失明者，常加大蓟、小蓟、茜草根、三七粉、生蒲黄、槐花，以止血凉血，活血消瘀。大便干燥、视物模糊常加当归、白芍、制首乌、女贞子、草决明，以滋补肝肾，养血明目，润肠通便。

祝师指出，治疗糖尿病眼底出血不宜应用敛涩止血之药，因瘀血阻络则血不循经而外溢。瘀血不去则新血不生，故习用川芎、白芷、菊花、大蓟、小蓟、茜草根、槐花、生蒲黄、三七粉等辛凉散风、化瘀止血之品，有助于出血吸收，防止机化物形成，以免再次出血。

本案系糖尿病性视网膜病变晚期，虽经氩激光治疗，但双眼底仍反复出血，右眼视力严重下降，左眼已然失明。经祝师精心治疗，终使左眼复明，右眼出血控制，血糖正常，疗效巩固，其处方用药独到之处，足启后学深思。

【编者按】

《内经》言："开鬼门，洁净府，去菀陈莝。"其中，"去菀陈莝"所指就是活血通络，化瘀生新。祝师将本案糖尿病视网膜病变辨为气阴两虚、肝肾阴亏、瘀阻目络。在对治其眼底病变之时，既有养阴、补肝肾等调整脏腑功能之药物，同时又兼顾活血化瘀。二者相互配合，攻补相应，缺一不可，最终患者视力突然复明。唐宗海《血证论》中提到了止血、消瘀、宁络、复旧等治疗血证的方法。本案祝老益气与养阴相配，活血与止血同用，辨证准确，有方有守，最终收以全功。

【来源】

董振华，季元，范爱平，等.祝谌予临证验案精选.北京：学苑出版社，1996.130-132.

【摘选】刘庆

【按语】侯中伟

21　糖尿病性周围神经病变（痹证）

> 她感觉全身皮肤刺痛，伴触摸痛，已有 1 个多月……

【祝谌予原案】

张某，女性，60 岁，医师，病历号 C497840。

1993 年 4 月 19 日初诊。

主诉：全身皮肤刺痛，伴触摸痛 1 个多月。

患者于今年 2 月 27 日突然全身皮肤针刺样疼痛，触摸后明显，尤以双下肢、足跟和足底严重，以致行走困难，影响睡眠和日常生活。住当地医院检查空腹血糖 2.59g/L，尿糖（＋），诊断为非胰岛素依赖型糖尿病合并周围神经病变，给予口服降糖药、扩张血管药、镇静止痛药及 B 族维生素治疗，血糖降至 1.4g/L，但疼痛未减。

4 月 6 日收住我院（协和医院）急诊病房。查体：全身皮肤触痛，腱反射亢进，双下肢肌力减弱。空腹血糖 7.16mmol/L，午餐后 2 小时血糖 9.77mmol/L。肌电图：轻度周围神经原性损害。予口服格列本脲、苯乙双胍及静脉滴注复方丹参液，治疗 2 周，疼痛仍著，邀请祝师会诊。

现在症状：痛苦病容，肌肉瘦削，乏力，全身皮肤针刺样疼痛，尤以双下肢、足跟及足底疼痛为甚，以致不能下床着地行走，夜间加重。舌尖红，苔薄白，脉弦滑。

辨证立法：寒湿阻络，血瘀不活，肝肾两亏。治宜散寒除湿，通络止痛，补益肝肾。方用四藤一仙汤加减：

鸡血藤 30g，海风藤 15g，络石藤 15g，钩藤 15g，威灵仙 15g，羌活 10g，独活 10g，钻地风 10g，桑寄生 20g，川续断 15g，枸杞子 10g，金毛狗脊 15g，千年健 15g。每日 1 剂，水煎服。

治疗经过：

患者服药 7 剂后，皮肤疼痛、触痛均明显减轻，舌淡红，脉细弦。守方加熟地 10g，细辛 3g，当归 15g，白芍 30g。续进 14 剂，皮肤刺痛、触痛均不明显，活动自如，惟略有乏力，舌淡暗，脉细弦。5 月 10 日欲离京返乡，拟带方出院，以益气养阴、通络止痛为治。

生黄芪 30g，生地 30g，苍术 15g，玄参 30g，葛根 15g，丹参 30g，鸡血藤 30g，海风藤 15g，络石藤 15g，钩藤 15g，威灵仙 15g，独活 10g，桑寄生 20g，金毛狗脊 15g，千年健 15g。

嘱其以后通信治疗，患者一再称谢不已。

［按语］

糖尿病性周围神经病变早期症状是以感觉障碍为主，常见有对称性的双下肢麻木，伴有针刺样及烧灼样感觉异常，难以忍受，夜间加重，甚至出现闪电样、刀割样痛，不能触摸，日久可发生大腿肌肉萎缩，肢体不用。这些表现颇似于中医的"痹证"，但又不能完全按照痹证论治。因为本病系气阴两虚、血脉瘀阻之体，复感寒湿而成，故祝师治疗以益气养阴、活血通络、散寒除湿为原则，常用降糖对药方合四藤一仙汤酌加羌活、独活、钻地风、细辛、桂枝、伸筋草等，若寒湿化热则酌加银花藤、丹皮、黄柏等清热通络之品。

本案虽诊为糖尿病，但无典型之三消见证。全身皮肤刺痛，不能触碰，是瘀血阻络，所谓"不通则痛"是也。致病之因为外感寒湿，寒性凝滞主痛则入夜加重；湿性重浊故以下肢为甚；乏力、消瘦乃肝肾两亏，温养乏源而致。祝师初诊时用四藤一仙汤加散寒通络、补益肝肾药，使寒湿除则顽痛止，肾气壮则体力健。再治时合用降糖对药方益气养阴，降糖活血，是辨病而投。

鉴于目前对糖尿病性周围神经病变尚无特效疗法，本案治验可为其提供有益的思路。

【编者按】

辨证治疗是中医的核心特点，通过辨识病证而辨别病机，从而取得临床疗效。《伤寒杂病论》中有言："但见一证便是，不必悉具。"

本案糖尿病周围神经病变，出现寒湿阻络，血瘀不活，肝肾两亏之证，祝老处方辨证予以治疗收取全功。本案取效之关键在于准确辨识病证病机而不囿于治疗糖尿病的常规治疗思路，充分体现了中医辨证活的灵魂。辨证论治和辨病论治是现代临床最常见的两种治疗思路。

从此案可知，中医治病的特点还在于透过现象，抓住深层难以把握的病机。

【来源】

董振华，季元，范爱平，等.祝谌予临证验案精选.北京：学苑出版社，1996.132–134.

【摘选】刘庆

【按语】侯中伟

22 肾下垂（腹痛）

> 她患了肾下垂，西医辞而不治，求助于中医……

【杜雨茂原案】

王某，女，14岁，学生，门诊号710943。

1971年3月8日初诊。

患者近1年多来常感上腹、脐右侧及左肋下隐痛不适，时剧时减，进而食欲减退，形体消瘦。乃休学专门治病，曾经兰州军区总医院系统检查及肾盂造影像，发现右肾较左肾低4.5cm。最后诊断为"右肾下垂"，西医辞而不治，乃专程到咸阳诊治。

查其身体消瘦，面色萎黄，右腹部可触及下垂之肾脏，轻度压痛，光滑，活动度尚可，大便正常，小便淡黄尚利。舌淡红，苔少，脉细数无力。

辨证属腹痛，缘劳倦伤脾，运化失常，中气下陷，肾失升举，气滞作痛而致。治宜健脾益气，助运开胃，稍佐入肾利水之品，因肾为水脏，以防肾内水蓄不行。

党参9g，白术9g，茯苓9g，炙甘草3g，陈皮6g，炒枳壳9g，焦山楂9g，麦芽9g，柴胡6g，白芍9g，猪苓9g，泽泻9g。15剂，清水煎。每日1剂，早、晚分服。

1971年3月23日二诊：服上药后食欲改善，食量渐增，由原来每日进食3两渐增至7两，精神好转，腹痛减轻，面色较前荣润。脉细，但较前有力，舌淡红，苔薄白。药已中病，脾胃有复健之机，拟宗前法减利水药，增益气升陷、补肾利腰及调畅气机之品，予补中益气汤化裁：

黄芪18g，党参9g，白术9g，炙甘草3g，升麻6g，柴胡6g，当归9g，炒枳壳 9g，枸杞子 9g，续断 9g，五味子 6g，白芍 9g，薄荷 3g，麦芽 9g，荔枝核 9g。30 剂，清水煎。每日 1 剂，早、晚分服。

1971 年 5 月 18 日三诊：服二诊之方自感良好，乃坚持服用 45 剂。现精神转佳，体重较前明显增加，腹痛消除，仅立坐过久右腰略有不适，自觉食欲、体力已恢复到病前状况。复经兰州军区总医院肾盂造影提示：右肾较前上升了 3cm，和常人相似，已不属肾下垂。乃将二诊之方加 10 倍剂量，研成细粉，炼蜜为丸，每次服 6g，每日 2～3 次，并嘱其每周再服二诊之汤剂 2 剂，以利善后巩固。

三诊丸药及汤剂连服 3 个月，体健如初。3 年后随访仍身体健康。

［按语］

此患者西医诊断为肾下垂，客观检查指标明确。中医从脉、舌、症分析，属于腹痛，与学习操劳、内伤及于脾胃、中气下陷有关。但患者脾胃纳化水谷之能不振，开始不宜固补，先运脾开胃为主，待其纳化功能好转，气血化源充沛，转机而以补气升陷之法，使中气得健，复行其升举功能，其病自愈。治疗主次分明，立法符合病情病机，方药虽平和无奇，而收效较捷。又重视善后巩固，使病得痊愈，未再反复。

【编者按】

患者经兰州军区总医院诊断为肾下垂，确切无疑。西医对此病，主要认为属于机体免疫力和组织功能下降导致，以增强免疫力，提高营养为主要治法，并没有特定的对症治疗的理论与手段。

中医认为，脾主升提固摄，脏器下垂，缘于脾气不升，患者同时伴有肋下隐痛不适，食欲减退，形体消瘦等脾胃气虚的症状，更加明确了病本在脾气之不升。杜雨茂先生审因论治，以补中益气汤化裁，随治随效，后经医院复查肾脏提升了 3cm，随访 3 年健康。

此案再次印证了中医脏腑辨证理论的正确性。

【来源】

杜雨茂.中国百年百名中医临床家丛书·杜雨茂.北京：中国中医药出版社，2003.88-89.

【摘选者】侯中伟

【编按者】侯中伟

23 系膜增殖性肾小球肾炎伴肾小球全球性硬化（水肿）

> 她因饮食不慎，突然发热、腹泻，给予抗生素后，又出现肉眼血尿，颜面及下肢浮肿……

【杜雨茂原案】

潘某，女，40岁，病历号961679。

1996年12月21日初诊。

患者颜面及下肢浮肿5个月。患者5个月前某日因饮食不慎，突然发热、腹泻，给予抗生素后热退、泻止，但又出现肉眼血尿及浮肿，后入西安医科大学第一附属医院住院治疗，尿常规示：潜血（+++），血 β_2-MG 4406μg/L。肾穿刺病理活检：肾组织有18个肾小球，其中5/8全球性硬化，硬化肾小球体积增大，系膜轻至重度增生。肾小管灶状萎缩，免疫荧光示IgM（+）。诊断为系膜增殖性肾小球肾炎伴肾小球硬化。

给予免疫抑制剂、雷公藤总苷片等，治疗5个月，浮肿略减轻，余症如前。建议转院治疗，遂来咸阳求治。

查患者面浮睑肿，下肢轻度压陷，腰酸肢软，气短乏力，畏寒，易外感，面色萎黄少华，尿利色黄，大便正常。舌淡红而暗，苔白厚，脉沉细弦。尿常规示潜血（+++），血常规示血红蛋白80g/L。

辨证属水肿，日久肾阴脾气俱虚，余热内扰，络伤血妄溢，脾湿失运，水气外泛。治拟益肾健脾，清热宁络，佐以利湿消肿。

生地15g，山萸肉10g，旱莲草12g，怀牛膝15g，黄芪40g，党参15g，白术 12g，茯苓 15g，丹皮 12g，石韦 15g，鱼腥草 25g，生益母草 25g，大、小蓟各 15g，炒蒲黄 12g，茜草 15g，白茅根 30g。28 剂，每日 1 剂，清水煎服。

1997 年 1 月 20 日二诊：患者浮肿减轻，气短乏力明显好转，外感减少，尿常规示隐血（++），余症如前。拟初诊方去石韦、蒲黄，加丹参 15g，嘱其守方常服。

5 个月后复诊：各症消除，尿检多次均为阴性。为巩固疗效，患者一边上班做轻工作，一边又坚持服用二诊中药。1 年之后，一切正常，面色荣润，精神振作，遂停药观察。

2002 年 12 月随访，体健如病前，尿检及其他检验均正常。

【编者按】

系膜增殖性肾小球病变，属于慢性肾小球肾病的一种，疾病进展到后期可以有不同程度的肾小球硬化，其发病机制不尽相同，但起始因素多为免疫介导炎症。治疗以防止或延缓肾功能进行性恶化、改善或者缓解临床症状及防治严重并发症为主要目的，而不以消除尿红细胞或微尿蛋白为目标。临床以积极控制高血压、限制蛋白及磷的摄入、应用抗血小板药、应用糖皮质激素和细胞毒药物为主，目前国内、外西医界对此类疾病尚乏特效疗法，免疫抑制剂虽对少部分患者有近期疗效，但对多数患者疗效不甚理想。

本案使用免疫抑制剂、雷公藤多苷等药物治疗 5 个月后乏效。究其原理在于西医学对于本病在整体生命功能方面缺乏认识，尤其是对于脏腑之间的关系认识不足。

中医学认为，本病从脏腑论治，病位在肾，与五脏均密切相关，其中与脾的关系最为紧密。增生性病变乃病久气虚，运化代谢无权，兼以痰湿内阻，瘀积而成。所以治从脾肾，首先恢复肾脏气化，次则强健脾胃运化功能，再兼以活血利水，祛瘀生新，以求恢复肾脏功能。

本案生地、山萸肉、旱莲草、怀牛膝补益肝肾，滋补下焦；四君子健脾益气；丹皮、石韦、鱼腥草、蒲黄、茜草清热利湿，宁络化瘀；大蓟、小蓟、益母草入血分，清热兼补血。诸药合用，先、后二天同补，邪热得清，络脉得通，身体日渐康复。

中医学络病理论认为久病入络，据中医理论分析，系膜增殖性肾小球肾炎的增生病灶，恰需从"络"论治，方中丹皮、蒲黄、大蓟、小蓟等入血分，有凉血、宁络、化瘀的功能。患者服用药物1年，诸症得以平复，临床症状检查均正常。

【来源】

杜雨茂.中国百年百名中医临床家丛书·杜雨茂.北京：中国中医药出版社，2003.46-47.

【摘选者】侯中伟

【编按者】侯中伟

24 局灶性硬化性肾小球肾炎合并肾盂肾炎（腰痛、热淋）

> 她腰痛 4 个月，伴有尿频、小腹痛，西医治疗 2 个月，疗效不显，遂求助于中医……

【杜雨茂原案】

张某，女，41 岁，干部，病历号 981258。

1998 年 10 月 10 日初诊。

患者腰痛 4 个月，伴有尿频、小腹痛。今年 5 月某日发现尿频，尤其夜间尿多，自用中成药六味地黄丸等乏效，遂去陕西省医院就诊，经尿培养提示大肠杆菌生长，按肾盂肾炎治疗，给予丁胺卡那等药物，又增发热及腰痛，乃转西安第四军医大学附属医院住院诊治。

经肾穿刺病理活检提示：肾组织有 24 个肾小球，4 个完全纤维化，其余肾小球均有程度不等的系膜细胞及基质增生，2 个肾小球有纤维组织性新月体形成，肾小球分叶。肾小管部分萎缩，纤维组织增生明显，间质有灶状慢性炎性细胞及散在中性白细胞浸润，血管壁增厚。免疫荧光检查：IgA、IgM、IgG、C_3 沿毛细血管壁及系膜区分布。又电镜检查：镜下查见 2 个肾小球。其中一个肾小球脏层上皮细胞足突融合，并有假绒毛变性。毛细血管内皮细胞有拱状结构形成，管脏内可见嗜中性白细胞及淋巴细胞。系膜区增宽，系膜细胞增生，基质增加，于系膜基质中见有电子致密物沉积，另见间位。另一个肾小球大部分硬化。部分肾小管基底膜增厚，间质胶原纤维增生，有淋巴细胞浸润。诊断为"局灶性硬化性肾小球肾炎合并肾盂肾炎"，给予环磷酰胺冲击疗法，前列腺素 E 与双嘧达莫等抗凝药及对症抗炎等治疗，历时 2 个多月，疗效不显，乃出院来咸阳求治。

查患者腰痛，双肾区叩击痛（+），声低气短，下肢酸困，纳差，怕冷，小腹时有抽痛，尿频，夜尿 1～2 次，大便偏干。舌红暗，苔薄黄，脉沉弦细略数，寸尺脉弱。尿常规示蛋白（+）、隐血（++）。免疫肾功能检验：血 β_2-MG 4.3μg/mL、尿 β_2-MG 32μg/mL、尿 ALB > 16μg/mL、尿 IgG 16μg/mL、尿 X_1-MG 1.4μg/mL。

辨证属中医腰痛并热淋证，邪热夹湿郁于肾与膀胱，日久耗伤肾阴及脾气，虚实夹杂，缠绵难愈。治拟益肾健脾，清热宁络，利湿通淋。

怀牛膝 15g，续断 12g，生地 12g，丹皮 12g，猪苓 12g，山萸肉 10g，黄芪 40g，党参 15g，石韦 15g，鱼腥草 25g，白茅根 30g，槐花 15g，秦皮 15g，土茯苓 15g，半枝莲 20g。清水煎，每日 1 剂，早、晚分服。

上方连服 2 个月，精神好转，热淋之证已除，腰痛显减，已不怕冷，声低、气短均改善。舌淡红而暗，苔白，脉细弦。尿常规示蛋白（-）、隐血（++）。治拟健脾益气，补肾滋阴，化瘀宁络。

黄芪 40g，党参 15g，白术 12g，茯苓 15g，生地 15g，山萸肉 10g，炒金樱子 25g，怀牛膝 15g，丹皮 12g，生益母草 25g，丹参 15g，槐花 15g，白茅根 30g。清水煎，每日 1 剂，早、晚分服。

守方服用，有时稍事出入加减，至 1999 年 12 月各临床症状消失，各项检验均正常，食眠好转，精神体力近于常人，继续服药巩固善后。

2001 年 12 月及 2003 年 1 月随访，一切正常。

【编者按】

当前的难治性肾小球肾炎，从病理学诊断分类，主要包括：肾小球硬化性肾炎（包括节段性及全球性）、膜型肾病、系膜增殖性肾炎、中度以上系膜增殖性肾炎、IgA 肾病Ⅲ级以上等。此类疾病目前均缺乏特殊疗效，免疫抑制剂也只能起到短期疗效。

杜雨茂先生根据多年的临床实践，总结出了自己的一套系统思路。他认为：应当先辨证明确并消除一些外围症状之后，慎重立法，选药组方，并守法守方坚持服用，多可获得完全缓解之良效。

本案局灶性硬化性肾小球肾炎合并肾盂肾炎，西医诊断明确，治疗 2 个月，疗效不显。杜老治疗此病，扶正与达邪并举，本着"益肾健脾，补气养阴，清热化湿，活血化瘀"的大法，再因病、因人、因证而略有变通，然后守方守法坚持久服，方克有济。

此类病证之所以顽固，乃病邪深固，病损较重，正气耗伤，邪正双方形成僵持局面，治疗难取速效，必须长期施治，积累效果，使病情病机从根本得到好转，以达邪而正复，方能起沉疴而康复。本案一诊益肾健脾，清热宁络，利湿通淋，服药2个月，得以缓解。二诊改为健脾益气，补肾滋阴，化瘀宁络，守方服药1年，终获佳效，后来随访一切正常。

【来源】
杜雨茂.中国百年百名中医临床家丛书·杜雨茂.北京：中国中医药出版社，2003.47-49.

【摘选者】侯中伟

【编按者】侯中伟

25 膜性肾病（水肿病阴水证）

> 29 岁的他，出现下肢及足部浮肿，开始时未曾在意，之后出现眼睑浮肿，结果被诊断为膜性肾病……

【杜雨茂原案】

张某，男，29 岁，工人，门诊号 2001132。

2000 年 4 月 5 日初诊。

患者发现下肢及足部浮肿已有 1 年余。开始时自己未曾在意，半年后又出现眼睑浮肿，在当地医院检查，发现尿蛋白（+++）～（++++），余症未详。按肾病综合征治疗，给予泼尼松、雷公藤总苷及肾宝口服液等治疗乏效。

于两个月前转西安某医科大学第一附属医院住院诊治，经肾穿刺肾活组织检验：光镜下见 18 个肾小球，部分球丛呈分叶状，毛细血管壁弥漫性轻度增厚，系膜呈局灶节段性轻度增生，肾小管上皮细胞水肿，少数泡沫改变，间质未见炎细胞浸润，PAS 染色见毛细血管壁有钉突，未见双轨。免疫荧光检查示：IgG（++++）、IgM（+）、IgA（-）、C_3（-），毛细血管壁及系膜区颗粒状沉积。诊断为"膜性肾病"，给予西医对症药物及免疫抑制剂，治疗两个月后，除水肿略减外，整个病情毫无好转，乃出院来我院就诊。

患者面色萎黄少华，乏力，气短，遇劳更剧，时而心慌、心悸，多梦少寐，头发脱落，手、足心发热，小便尚利，每日尿量 2000mL 左右，大便正常。下肢轻度压陷性肿，眼睑微浮。舌红暗，苔薄白，脉细数。血压 18.7/12.0kPa，尿常规示蛋白（++++），24 小时尿蛋白定量 2.89g/L。

中医辨证：水肿病阴水证。因患水肿日久，水湿久羁化热，损伤肾阴及肺脾之气，邪郁络阻而致血瘀，病情复杂，故久治乏效。治拟滋阴益肾，益气健脾，佐以达邪化瘀。

生地 12g，山萸肉 10g，丹皮 10g，茯苓 15g，泽泻 12g，天冬 10g，麦冬 10g，芡实 20g，黄芪 45g，丹参 20g，莪术 10g，石韦 15g，生益母草 25g。清水煎服，每日 1 剂。

另外，配合服用芪鹿肾康片Ⅰ号，每日 3 次，每次 6 片。

1 个月后，浮肿消退，尿蛋白转为（+++），24 小时尿蛋白定量降为 1.27g/L。宗前法加重补气及化瘀药量，余量如前。

至 2001 年 3 月 14 日，各种症状消除，尿液检查示：尿蛋白转阴，24 小时尿蛋白定量 0.11g/L。

历时 11 个月，病始告愈。为巩固疗效，仍继续服药，善后巩固。

2002 年 12 月及 2003 年 3 月随访，身体健康，一切检验正常。

【编者按】

本案为膜性肾病，目前西医缺乏特殊疗效，免疫抑制剂也只有短期疗效。

杜雨茂先生标本兼顾，兼顾了外围的乏力、心慌、脱发、水肿等症状，同时兼以补气活血。方中以六味地黄丸加减入手，滋肾补气，其中黄芪用量达到 45g，复加丹参、莪术、石韦、生益母草等化瘀利尿。攻补兼施，1 个月后即收到良好的疗效。

此时外围症状已经逐渐减轻，遂加重益气及化瘀药量，10 个月后，临床检查完全缓解，尿蛋白转阴。后来随访身体健康，检验指标一切正常。

中医理论认为，正气是机体康复的基础，没有正气，一味攻伐只能加重病情，正所谓"正气存内，邪不可干"。而邪气是疾病的致病外因，但深藏于内需要达邪外出，也所谓"推陈致新，达邪外出"。二者不可截然分开，相辅相成。中医临床非常注重大法及策略，正确的治疗思想的确能够给我们带来期待的结局。因此，临证关键首在于立法，次在于选药，还需随证变化，或易或守，方可奏其全功。

【来源】

杜雨茂.中国百年百名中医临床家丛书·杜雨茂.北京：中国中医药出版社，2003.49–50.

【摘选者】侯中伟

【编按者】侯中伟

26 系膜增殖性肾小球肾炎并发肾功能不全（水肿、关格）

> 他的颜面及四肢高度水肿，按之凹陷不起，且有少量腹水，头昏，口干，口苦，厌食，四肢时而颤抖不止，小便不畅……

【杜雨茂原案】

陈某，男，36岁，病历号9902930。

1999年3月1日初诊。

患者全身性浮肿4个多月。4个多月前无明显诱因出现颜面及肢体浮肿，尿少不利，全身不适，乏困无力，在职工医院治疗，病情逐渐加重，乃急赴西安某军医大学附属医院住院诊治。

入院后检查尿常规：蛋白（++++）、隐血（++++）、镜检红细胞（++）、白细胞（+）、颗粒管型0～2个/HP。血浆总蛋白38.5g/L，白蛋白27.8g/L，甘油三酯3.41mmol/L。肾图提示：①双肾功能中度受损，主要表现为排泄不良；②双侧肾小球滤过率降低。血液检验肾功能指标尚在正常范围内。

1998年12月16日经肾穿刺病理活检：光镜下见肾组织有6个肾小球，其中2个已完全纤维化，2个肾小球可见小细胞型新月体，毛细血管壁增厚，可见弥漫性插入，系膜细胞及基质增生，囊壁周围极轻度纤维化。肾小管内有红细胞、蛋白及颗粒管型，肾小管局灶性萎缩。间质轻度水肿、纤维化，炎细胞呈散在或局灶状分布，小动脉略厚，小静脉周围有炎症，有单核细胞及中性白细胞浸润。IgG及C_3强阳性，IgM弱阳性，沿毛细管壁及系膜区分开。电镜下查见2个肾小球。上皮细胞足突融合，有微绒毛变性。毛细血管内皮细胞有拱状结构形成，内皮细胞下有少量电子致密物沉积。系膜区明显增宽，系膜细胞增生，基质增加，系膜基质中见有少量电子致密物质沉积，可见间位。部分肾小管上皮细胞内含有脂滴，基底膜增厚。间质有少量淋巴细胞及泡沫细胞。确诊为"系膜增殖性肾小球肾炎"，先后给予甲泼尼龙及环磷酰胺冲击疗法 2 次，口服泼尼松、双嘧达莫、依那普利等。开始时病情略有好转，但 10 多天后再次加重，血压升高，肾功能损伤，肾功能检验：血肌酐 247μmol/L、尿素氮 16.8μmol/L。乃出院后到我院求治。

患者颜面、四肢高度水肿，按之凹陷不起，且有腹水少量，头昏，神疲，语声低沉，口干、口苦、恶心、厌食，四肢时而颤抖不止，小便不畅，夜尿约 3～4 次，大便成形，每日 1～2 次。舌淡红、暗紫，舌体胖嫩，苔厚腻、微黄，脉细弦而数，尺脉弱。尿常规检验：蛋白（++++）、隐血（+++）、葡萄糖（++）。离心镜检：红细胞 5～9 个 /HP、白细胞 0～2 个 /HP。肾功能检验：血肌酐 166μmol/L、尿素氮 18.75mmol/L、尿酸 341μmol/L、二氧化碳结合力 21mmol/L。电解质正常。西医诊断为系膜增殖性肾小球肾炎并发肾功能不全失代偿期。

中医辨证：水肿病迁延未愈，发展为关格证。肾脾亏虚，湿热夹瘀滞内蕴，三焦气化失调。治拟益肾健脾，达邪降浊，通调水道。

怀牛膝 15g，续断 12g，党参 15g，白术 12g，茯苓 15g，猪苓 15g，泽泻 15g，柴胡 15g，黄芩 10g，大黄 10g，车前子 15g，丹参 15g。清水煎，每日 1 剂，早、晚分服。

另外，配合服用虫草健肾宝胶囊，每日 3 次，每次 3 粒。

至 1999 年 4 月 6 日，肾功能恢复正常，水肿明显减轻，精神好转，食欲增进。尿常规检验：蛋白（++）、隐血（+++）。血浆总蛋白升至 57.19g/L、白蛋白 36.35g/L、球蛋白 20.64g/L。转为益肾健脾，固摄精微血液，兼肃余邪之法。

太子参 10g，黄芪 50g，白术 12g，茯苓 15g，芡实 25g，炒金樱子 25g，生地 15g，山萸肉 10g，丹皮 12g，丹参 18g，虎杖 15g，地龙 15g，槐花 15g，鱼腥草 25g，白茅根 30g，生益母草 30g。清水煎，每日 1 剂，分 2 次服。

同时配合二黄消白散胶囊，每日 3 次，每次 2 粒；虫草健肾宝胶囊，服法服量同上。

至 2001 年 5 月，各项检验正常，尿中偶尔有蛋白（＋），其余均无异常，各种症状消除，惟有下肢略困，继续服药，善后巩固。

2003 年 2 月随访，一切正常。

【编者按】

本案也是一名慢性肾病患者，西安某医科大学附属医院确诊为"系膜增殖性肾小球肾炎"。治疗初期显效，但旋即快速加重，于是出院寻求中医治疗。

至杜老所在医院，再次诊断确定为"系膜增殖性肾小球肾炎并发肾功能不全失代偿期"。临床除原有浮肿、尿少、乏力等症外，还出现了厌食、肢颤、小便不畅等症。中医理论认为，肾司气化，脾主运化，脾肾两虚，三焦气化失司，水道不通。内有湿热夹瘀，外有玄府不开。杜老辨证理法明确，以四君子加牛膝、续断健脾益肾，五苓散加车前子通利水道，小柴胡汤和解枢机，疏利肝胆，升少阳之气，促进周身机体之代谢，一味丹参活血破瘀，入络除邪。诸药合用，水道得通，正气得复，病情得以改善。一诊以达邪为主，二诊以扶正摄精为主，兼肃余邪。

杜老理法明晰，知进知退，治疗甚为精当。本案西医治疗病情反复，在于西医对该病治疗理论尚不完善。尤其是激素类药物，中医认为其能激发元气。初期起效是激素将潜藏肾中的元气激发的结果，而随即肾藏精气不能接续，于是病情急转直下，变为关格。中医治疗肾病在于扶正祛邪，关键是治疗先后与下手的法度。正所谓："物有本末，事有终始，知所先后，则近道矣。"

【来源】

杜雨茂.中国百年百名中医临床家丛书·杜雨茂.北京：中国中医药出版社，2003.51–52.

【摘选者】侯中伟

【编按者】侯中伟

27 中度系膜增殖性肾小球肾炎 IgA、AMG 型（水肿病阳水证）

> 9 岁的小儿，确诊为中度系膜增殖性肾小球肾炎，采用大剂量的激素及免疫抑制剂罔效……

【杜雨茂原案】

蒙某，男，9 岁，学生，病历号 9815100。

1998 年 11 月 17 日初诊。

患者于今年 9 月 5 日感冒之后，发现颜面及下肢浮肿，住宝鸡市中医院治疗。当时尿蛋白（++++），按一般急性肾小球肾炎治疗乏效。又出现大量胸水和腹水，严重低蛋白血症及少量心包积液，转而按肾病综合征给予泼尼松等治疗，仍无显效。

于 10 月下旬出院，赴西安某军医大学附属医院住院诊治。11 月 9 日经肾穿刺，病理检验示肾组织有 3 个肾小球，肾小球系膜细胞及基质中度增生，偶见节段性插入。肾小管可见中等量蛋白及红细胞管型。间质极轻度纤维化，管细胞浸润不明显，血管无特殊改变。IgG（+）、IgA（+）、IgM（+）、C_3（++），它们沿系膜区分布。电镜下查见 4 个肾小球。部分上皮细胞质内含有空泡，足突呈节段性融合，并有绒毛变性。毛细血管内皮细胞有拱状结构形成，系膜区增宽，系膜细胞增生，基质增加，系膜基质中见有少量电子致密物质沉积，可见间位。部分肾小管上皮细胞内含有较多脂滴空泡，间质可见泡沫细胞，有少量淋巴细胞及巨噬细胞浸润。肝肾功能检验：总蛋白 37g/L、白蛋白 23.7g/L、总胆红素 2.6μmol/L、总胆固醇 7.27mmol/L、甘油三酯 2.23mmol/L、尿素氮 4.12mmol/L、肌酐 47μmol/L。尿常规：蛋白（++++）、隐血（+++）。确诊为中度系膜增殖性肾小球肾炎（IgA、AMG 型），给予大量肾 L 腺皮质激素、雷公藤总苷及双嘧达莫和对症治疗，病情未见好转。

患者于 11 月 17 日特来我院求治。查患者面颧发红、肿胀，下肢压陷性肿（+），自汗，盗汗，手、足心热，腰酸，身困乏力，小便尚利。舌红，苔微黄而厚，脉弦细数。血压、体温正常，尿常规检验及肝、肾功能检查与上述大致相同。

中医辨证属水肿病阳水证，湿热内盛，日久耗伤气阴，病邪未衰，邪实正虚。治拟清热利湿，佐以滋阴益肾，益气健脾，固摄精微及血液。

鱼腥草 20g，金银花 10g，土茯苓 12g，生地 10g，丹皮 10g，山萸肉 8g，泽泻 9g，怀牛膝 6g，太子参 5g，黄芪 25g，炒白术 10g，芡实 15g，石韦 10g，生益母草 20g。清水煎，每日 1 剂，早、晚分服。

兼服本院自制之中成药二黄消白散胶囊，每日 3 次，每次 1 粒。

上方稍事出入加减，服至 1999 年 1 月 26 日，历时 2 个多月。尿蛋白转阴，隐血（+++），颜面已不肿，下肢轻度压陷肿，乏力，腰困明显好转，大、小便正常，惟有皮肤发痒。舌尖红，舌质淡红，脉弦细数。拟宗前法，增加清热凉血药，减少固涩药及利湿药。

生地 10g，丹皮 10g，山萸肉 8g，党参 10g，黄芪 30g，炒白术 10g，土茯苓 12g，白茅根 25g，槐花 12g，大蓟 12g，小蓟 12g，鱼腥草 20g，黄芩 8g，石韦 12g，生益母草 20g。清水煎，每日 1 剂，早、晚分服，中成药同前。

宗此法，此方坚持服用，有时随症出入加减，减去的药有土茯苓、黄芩，增加的药有丹参、三七等。

至 2000 年 3 月 11 日，历时 1 年零 1 个多月，各症消除，各项检验正常，恢复上学。

2003 年 2 月随访，病愈至今，一切正常。

【编者按】

本案中 9 岁的小儿，确诊为中度系膜增殖性肾小球肾炎（IgA、AMG 型），采用大剂量的激素及免疫抑制剂罔效。

　　杜老辨该病为水肿病之阳水，病为湿热内盛，日久耗气伤阴，病邪未衰，邪实正虚。患儿脏腑未充，先以扶正固摄为主，兼以清利湿热。待到正气逐渐充盛，患儿体质增强，能够受任攻伐，遂易方增清热凉血之品，减固涩利湿之剂。最终得以根除！

　　肾病中血尿、蛋白尿是常症、主症。中医认为属于精气外泄，肾失封藏的表现。精与气能够互生互化，精不足补之以气，气不足补之以味。罹患肾病，除去先天薄弱，则是相火妄动致使封藏不能，精气外漏。中焦得下焦元气之温煦，下焦不足，中焦自然衰弱。于是，运化、气化不足，导致三焦水道不通，或周身肿胀，或小便不利。以此观之，《黄帝内经》中"以恬愉为务，以自得为功"之语实乃金玉良言，修身保命之真理。

　　本案小儿情志未开，自系禀赋薄弱，其病也不外风邪为患，小病失治，终致酿成大患。再次反思中医学"未病先防，小病防变，既病防传"的理论，方知苦口婆心，语重心长。

【来源】

杜雨茂.中国百年百名中医临床家丛书·杜雨茂.北京：中国中医药出版社，2003.52-54.

【摘选者】侯中伟

【编按者】侯中伟

28 IgA 肾病 V 级硬化性肾小球肾炎
（水肿、眩晕）

> 他被确诊为 IgA 肾病 V 级（硬化性肾小球肾炎），合并慢性肾功能不全失代偿期、高血压。经西医治疗无效反重，遂请中医治疗……

【杜雨茂原案】

孟某，男，27 岁，农民，住院病历号 980934。

1999 年 5 月 19 日初诊。

患者 15 年前患过无痛性血尿，当时经西安某医院按肾性血尿治疗，因无明显症状，未予介意。2 年前发现高血压，1 个月前因感冒发烧，头晕，血压升高至 25.3/16.0kPa，急赴西安某军医大学附属医院住院治疗。

入院后肾功能化验：血肌酐 256mol/L、尿素氮 11.6mmol/L、血尿酸 670μmol/L、尿尿酸 207μmol/L。尿常规：蛋白（++）、细颗粒管型 0～1 个/HP。放射免疫学肾功能：血 β_2-MG、尿 β_2-MG 均 >500μg/L。肾动态检验：双肾功能中度受损，双肾 GFR 明显降低。又经肾穿刺病理检查：6 个肾小球中，5 个纤维化，透明变性，1 个肾小球代偿性肥大，系膜细胞及基质增生。IgA（+）、IgM（+），C_3 沿毛细血管壁及系膜分布。诊断为 IgA 肾病 V 级（硬化性肾小球肾炎），合并慢性肾功能不全失代偿期、高血压。给予西药免疫抑制剂泼尼松等及对症治疗近 1 个月，效果不显，又增心律不齐，乃出院特来我院求治。

查患者颜面潮红，眼睑及面部轻度浮肿，口干，恶心，头晕，时觉身热，手心出汗多，心慌、心悸，精神不振，尿利，大便秘结。舌边尖红赤，舌质淡红，苔黄腻，脉弦细有力，时有代象。血压 18.7/14.7kPa。尿常规：蛋白（++）、粗颗粒管型 0～2 个 /HP、细颗粒管型 0～3 个 /HP、白细胞 0～3 个 /HP。血常规：血色素 128g/L、红细胞 4.35×10^{12}/L、白细胞 9.2×10^9/L、中性粒细胞 89%、淋巴细胞 11%。肾功能：血肌酸 243μmol/L、尿素氮 10.85mmol/L、二氧化碳结合力 18mmol/L、肌酐清除率 20.3mL/min。电解质：钾 3.7mmol/L、钠 136mmol/L、氯 100mmol/L、钙 2.4mmol/L。血脂：正常。血糖：正常。肝功能：总胆红素 18.36mol/L。乙肝系列：正常。心电图：提示阵发性室性期前收缩，呈三联率。西医诊断为 IgA 肾病 V 级（硬化性肾小球肾炎）、慢性肾功能不全失代偿期、高血压、心律失常。

中医辨证：水肿、眩晕。日久伤正，肾阴脾气虚损，肝阳更亢，内热夹湿浊内蕴，上扰心神不宁，有导致关格之趋势。治疗拟滋肾健脾，平肝泄浊之中药汤剂，并兼服虫草健肾宝胶囊（本院研制的中药复方制剂），每次 3 粒，每日 3 次。

至 1999 年 11 月 12 日，肾功能恢复正常，尿蛋白减为（+）。宗补气养阴，化瘀宁络之法，坚持服中药汤剂。

黄芪 50g，党参 15g，茯苓 15g，天冬 10g，麦冬 10g，五味子 10g，女贞子 12g，生地 15g，山萸肉 10g，丹皮 12g，生益母草 25g，石韦 18g，丹参 20g，川芎 12g，虎杖 15g，金银花 20g，鱼腥草 30g。清水煎，每日 1 剂，分 2 次服。

基本守法守方，有时随症略示加减，虫草健肾宝继续服用。

至 2000 年 7 月 5 日，尿蛋白转阴，心电图复查恢复正常，各临床症状消退，血压 17.3/12.0kPa，其他各项检验均正常。继续服药，调理善后，巩固疗效。

2002 年 5 月随访，仍一切正常。

【编者按】

IgA 肾病是一组不伴有其他系统疾病，肾脏组织免疫病理学检查在肾小球系膜区有 IgA 免疫球蛋白为主的颗粒沉积，临床上以血尿为主要表现的肾小球肾炎。该病可分 5 级，病势缠绵。

杜老认为本病治疗应抓住两个重点：一是无论哪一级，病程都比较长，不易短期治愈，说明其总病机是"正虚邪恋，邪正势均力敌，相持不下"。

治当扶正祛邪并重；第二，本病以尿血为主，其初起的病机多为阴虚内热，邪热迫伤阴络，血液从下窍而妄溢，如经久不愈，邪留阻络，必生瘀血。甚至阴损及阳，血损及气，形成"阳气阴血俱虚，邪热与瘀血并存"的格局，此时治疗必须虚实兼顾。

　　本病出现的微观病理变化，如肾小球系膜增生、纤维化、硬化、玻璃样变、球囊粘连，肾小管萎缩及间质损害均可结合中医的病机认识，当属于邪阻血瘀，肾脏络脉中血瘀气滞，气血凝结，进而导致组织增生、硬化、变性。治当化瘀通络，以期瘀祛新生，使病损修复而组织新生。治疗以补气养阴，化瘀宁络贯彻始终，随症辅以他法。

　　本案确诊为 IgA 肾病 V 级（硬化性肾小球肾炎），合并慢性肾功能不全失代偿期、高血压。经西医治疗无效反重，遂请中医治疗。杜老以"补气养阴，化瘀宁络"之法加减治疗，经过近 2 年的治疗，最终取得全效。其中，治疗的关键是化瘀通络，肾脏的器质性病变可以在祛瘀的基础上得以生新，从而导致组织整体功能的提升活化。中医的络病学说是我们治疗取效的关键理论，同时也是中医微观辨证的重要理论指导。清代名医吴鞠通先生曾提出过"阴络"、"阳络"、"脏络"等概念，值得我们去学习借鉴。

【来源】

杜雨茂.中国百年百名中医临床家丛书·杜雨茂.北京：中国中医药出版社，2003.61-63.

【摘选者】侯中伟

【编按者】侯中伟

29 腰痛合并尿血（血淋）

> 他，尿血 8 个月，西医怀疑有癌变或肿物，然而检查结果并不确定，
难以最终确定治疗方案……

【张梦侬原案】

刘某，男，38 岁。

1970 年 9 月 8 日初诊。

主诉：尿血已有 8 个月。

现病史：去年秋季始发腰痛，今年元月出现尿血。经中西药多方治疗，
至今效果不显。现在时有肉眼血尿，伴腰痛，余无不适。

患者舌红，苔少，脉沉弦、缓而无力。8 月 5 日，经武汉某医院做膀胱
镜检查，进镜容易，两侧输尿管口清楚可见，在膀胱内可见白色分泌物，不
像肿瘤，见其状无立体感，亦未见基底。9 月 1 日，在武汉做膀胱造影：第
1 片中，未见明确之肿块负性影；第 2 片中，于膀胱下部隐约可见密度增高
之块影，与外院片分泌性造影之膀胱示负影位置大致相似，故尚难肯定有无
肿瘤存在。

分析：此为肝肾真阴大亏，血络受伤。膀胱可能有出血病灶。

中医诊断：血淋。治则：滋补肾肝，益阴养血，凉血止血。

制首乌、生地、菟丝子、生地榆、阿胶、茜草炭各 10g，仙鹤草、制龟
甲各 25g，白薇、仙鹤草各 10g，旱莲草、白茅根各 30g。加水浓煎服，分 3
次温服。阿胶另外烊化，分 3 次冲服。

1970 年 9 月 14 日二诊：服上方 5 剂，尿血已无，腰痛大减，仍宗上方
并 5 剂为丸，如梧桐子大，每次 50 粒，每日 2 次，空腹时温开水送下。

1970年12月20日三诊：患者服上药3个多月，尿血一直未出现，腰痛早愈。亦无其他不适。询及能否停药，遂嘱停药。

【编者按】

本案为尿血症，西医怀疑有癌变或肿物，然而检查结果并不确定。故难以最终确定治疗方案，若按肿瘤治则难免自损三千，杀敌八百。

中医辨证四诊合参，综合考虑，全面分析。去年出现腰痛，今春出现肉眼血尿，病位在肾，气虚不固，血络不宁，而为血尿。而发病直接因素是由于春气升发，肝家用阳而阴分不足，肝肾精血互化，因而肾脏精气益发不足，遂发尿血症。因此，主以滋补肝肾，辅以养阴养血、凉血止血为治，3个月而愈。

从本案可以看出中医的两大特点：第一，重视脏腑间的整体关系，一脏有病，他脏求之。多管齐下，攻补兼施，综合治疗；第二，中医注重时间在疾病中的重要作用。"冬不藏精，春必病温"，说的就是这样的道理。《素问·四气调神大论》中所述的四时养生规律，就是中医重视时空整体的典型标志。所以，从本案更加可以看出中医对生命整体的深刻认识。

【来源】

俞良栋.中国百年百名中医临床家丛书·张梦侬.北京：中国中医药出版社，2002.114.

【摘选者】范原刚

【编按者】侯中伟

30　慢性肾盂肾炎（淋证）

>她患尿频及下肢肿胀，反复发作已有 1 年……

【祝谌予原案】

张某，女性，53 岁，干部，病历号 C368512。

1993 年 11 月 23 日初诊。

主诉：尿频，伴下肢肿胀，反复发作 1 年。

患者自 1992 年 11 月开始，反复出现小便频数，腰酸膝软，下肢肿胀。经协和医院内科多次尿常规检查：尿蛋白（＋），红细胞、白细胞均大量。肾盂造影示：左肾盂呈壶腹型，右肾盂轻度扩张。肾血流显像示：双肾血流灌注尚可，左肾盂积水，输尿管上端梗阻，右肾排泄延缓。血 BUN18mg/L，Cr 0.8mg/L。多次尿培养阴性。诊断为慢性肾盂肾炎，左肾盂畸形。经长期抗炎及对症治疗后，仍反复发作。近查尿蛋白（±），白细胞＞ 0.5×10^9/L，红细胞＞ 0.25×10^9/L。

现在症状：尿意频数，无明显尿急、尿痛，腰酸膝软，下肢肿胀，口干，心烦，大便干燥。舌暗红，苔白，脉细弦滑。

辨证立法：肾阴不足，下焦湿热，热伤血络。治以滋阴补肾，清热利湿，凉血止血。方用知柏地黄汤加减：

知母 10g，黄柏 10g，生地 30g，山药 10g，山萸肉 10g，丹皮 10g，茯苓 15g，泽泻 15g，白茅根 30g，仙鹤草 30g，肉苁蓉 20g，黑芝麻 15g。每日 1 剂，水煎服。

治疗经过：

服药 14 剂，尿频好转，大便通畅，余症同前。复查尿蛋白（±），白细

胞 0.1×10^9/L，红细胞＞ 0.25×10^9/L。舌淡红，苔白，脉细滑。仍以补肾滋阴，凉血止血为治，易方用四生丸加减。

生地20g，生侧柏叶30g，生艾叶10g，生荷叶10g，生地榆30g，白茅根30g，荆芥炭10g，仙鹤草30g，川续断15g，桑寄生20g，狗脊15g。每日1剂，水煎服。

患者服药20多剂，1994年1月14日再诊。尿频明显好转，精神体力增加，但尿蛋白阴性，白细胞 0.25×10^9/L，红细胞 0.25×10^9/L。舌脉同前，仍守前法，以知柏地黄汤合四生丸加减。

知母10g，黄柏10g，生地30g，山药10g，山萸肉10g，丹皮10g，茯苓15g，泽泻15g，生侧柏叶15g，生艾叶10g，生地榆30g，荆芥炭10g，炙麻黄3g，川续断15g。水煎服。

上方加减治疗2个月，尿频告愈，多次尿常规检查均正常。

随诊半年，病情稳定。

［按语］

慢性肾盂肾炎多属中医"淋证"、"中劳淋"的范畴，临床多见于正虚邪恋、虚实夹杂的病情。本案病程迁延1年，反复使用多种抗生素，由于左肾盂畸形，尿路梗阻，感染菌易耐药，所以疗效不太理想。

祝师治疗时着眼于整体调节，辨证为肾阴不足，湿热留恋，热伤血络。一方面用知柏地黄汤滋补肾阴，清利湿热；一方面选四生丸加生地榆、荆芥炭、仙鹤草等凉血止血，化瘀宁络。方中加入麻黄、荆芥炭辛温之药，是恐其寒凉太过，遏闭虚火，取"火郁发之"的治法。

经过4个月的调治，终使症状消除，尿检正常，疾病向愈。从中可以体会到，中医辨证不应拘泥于西医"炎症"的病名之下，而失去中医的特色。

【编者按】

西医诊断的慢性肾盂肾炎属于复杂性感染，同时存在人体免疫功能低下，抗病能力减弱，用抗生素难以有准确的目标，不容易彻底消灭病原菌，容易产生耐药性，如果加上尿路结构畸形，则治疗更加困难。

这类患者中医辨证多为阴虚湿热互见，必须滋阴与清利湿热并用，扶正祛邪并用，方可获效。对于这类感染，中医仅仅用清热利湿等祛邪的方法也是无效的，所以中医扶正补虚的理论和方法是独特的，也是行之有效的。凡是中医辨证为虚证的患者，西医的治疗效果多不理想，就是因为西医没有扶正的理论和方法。

【来源】

董振华，季元，范爱平，等.祝谌予临证验案精选.北京：学苑出版社，1996.70–72.

【摘选者】刘庆

【编按者】肖相如

31 输尿管出血（血淋）

> 他患无痛性血尿近 3 年了，服用大量的药物均不见效……

【祝谌予原案】

王某，男性，17，学生，病历号 C81168。

1974 年 11 月 22 日初诊。

主诉：无痛性血尿，近 3 年。

患者 3 年前牙龈感染化脓，经切开引流治愈，以后出现肉眼血尿，偶见小血块，无尿急、尿痛、腰痛、水肿等症状。先后在各大医院多次住院，检查血、尿、便常规，肝肾功能、腹平片、肾盂造影、肾扫描等无异常发现，5 次膀胱镜检查发现双侧输尿管出血，曾予大剂量青霉素、系统抗结核、泼尼松、止血及清热解毒、滋阴补肾的中药多剂，均治疗无效。

1974 年 8 月开始低热，37.5 ~ 38.0℃。10 月 23 日以血尿、低热原因待查，收住协和医院内科，多项检查仍无异常。尿中持续大量红细胞，予活血化瘀中药治疗半个月，仍无改善乃出院。既往颜面、颈胸部皮肤反复湿疹样改变 10 年。变态反应检查：对蛋白、大豆过敏。

现在症状：低热，37.5 ~ 38.3℃，尿色红赤，颜面、颈胸部皮肤湿疹瘙痒，有渗出结痂，胸闷，大便干燥。舌红，苔黄微腻，脉弦滑。

辨证立法：湿热内蕴膀胱，迫血妄行，外发皮肤。治拟利湿清热，凉血散风。方用八正散合麻黄连翘赤小豆汤加减：

萹蓄 12g，车前子 15g（包），木通 10g，六一散 15g（包），茵陈 30g，草薢 12g，黄芩 12g，生地 30g，白茅根 30g，麻黄 10g，荆芥 10g，连翘 10g，赤小豆 30g。水煎服。

治疗经过：

患者服药 2 剂，尿色突然变为清亮，大便通畅。再服 5 剂，复查尿常规仅有极少红细胞。守方连服 20 余剂，血尿告愈，尿检正常。

追访半年，未见尿血，恢复学业。

［按语］

本案湿热内蕴膀胱，迫血妄行导致尿血，辨证无误。利湿清热，凉血止血，本属正治。为何前用多剂清热解毒、滋阴补肾之药不效？缘由湿热互结，热蕴湿中，不得透发，再过投寒凉之品，格拒于外，火郁更甚，造成寒包火之势，湿难消而火难清。

祝师治疗遵循"火郁发之"之原则，在大量清热利湿、凉血止血药中，投以麻黄、荆芥辛温之味，升散郁火，以热引寒而一举收效。可见，精通中医治则治法至关重要。

【编者按】

本案血尿患者，西医经过各种检查，没有异常发现，只是膀胱镜检查确认为输尿管出血，但是输尿管出血的确切原因还是不明确，所以不能进行治疗。虽然用过青霉素、泼尼松、抗结核药、止血药，因为没有找到明确的原因，所以都是无的放矢，没有能够幸中获效。

而中医的辨证，湿热之证是明确而肯定的，所以祝老以清利湿热为主要治则，很快获效。中医关于湿热的理论是西医不能理解的，但湿热的病证却是常见的，中医治疗湿热的效果是肯定的，西医对于湿热是没有什么好治法的。

【来源】

董振华，季元，范爱平，等 . 祝谌予临证验案精选 . 北京：学苑出版社，1996.66-67.

【摘选者】刘庆

【编按者】肖相如

32　直肠癌术后尿闭（癃闭）

> 张母直肠癌术后，尿闭 15 天，痛如刀割，导尿失败……

【李可原案】

1982 年 3 月 17 日，山西二院外科病房，张坊林母，67 岁。

患者直肠癌术后尿闭 15 天，导尿失败。面色泛白，气怯神倦，少腹胀急，尿道如刀割样痛，创口愈合迟缓，纳呆食少。苔白滑，脉细弱。

证属高年重病耗伤，肺气虚不能通调水道，当先扶正。予补中益气汤，用生黄芪 60g，白蔹 10g，益气化腐生肌，加速创口愈合。

药后神旺思食，有尿意，烦渴，多饮不解。水蓄下焦，膀胱气化不行。予五苓散合《验方新编》之通淋散，加交泰丸蒸动膀胱气化，麝香通下窍。

桂枝、白术各 10g，茯苓 30g，猪苓、泽泻各 15g，川牛膝 30g，乳香 3g（通淋散），川黄连、肉桂各 10g（交泰丸），全蝎 12 只，蜈蚣 1 条，麝香 0.2g（研末，热黄酒送下）。

服完第 1 煎之后，以艾条温灸气海、关元穴半个小时，已有尿意。续服第 2 煎，又温灸 40 分钟，4 小时许尿通而愈。

【编者按】

山西二院外科病房，张母直肠癌术后，尿闭 15 天，痛如刀割，导尿失败。此症虽非癌之险恶，危机之时亦关乎性命。西医导尿失败则完全说明，该病并非物理性的堵塞，而在于自身机体的失调。

李老先扶正以促进代谢，为进一步通淋利水打好基础。服补中益气丸后，神旺思食，有尿意而小便不利。此证乃膀胱气化不利，当攻补兼施，予五苓散、通淋散，后兼服止痉散通窍。药后二煎，4 小时许尿通而愈。此时，值得关注之重点是中医的协调整体与气化功能，有了这两点，我们的辨证才能更加准确精当，疗效才会更好！

【来源】

李可.李可老中医危急重症疑难病经验专辑.太原：山西科学技术出版社，2002.155.

【摘选者】侯中伟

【编按者】侯中伟

33 Still 氏病，又称青年类风湿
（少阳郁热）

> 他，间断寒战、高热，伴有咽痛、关节痛，已有 10 个月……

【祝谌予原案】

阚某，男性，20 岁，工人，病历号 C224160。

1982 年 9 月 20 日初诊。

主诉：间断寒战、高热，伴咽痛、关节痛 10 个月。

患者于 1981 年 11 月无诱因出现寒战、高热，体温高达 39 ～ 41.6℃，伴有咽痛、头痛及全身关节疼痛，持续 20 多天。曾住某医院，拟诊为"斑疹伤寒"，予静滴氯霉素和地塞米松治疗，体温暂时下降。8 天后再次出现高热及关节痛，用地塞米松治疗无效。嗣后每隔数日或数周上述病情复作，持续 2 ～ 3 日后体温下降。

1982 年 6 月来我院（协和医院）内科检查：柯兴氏面容，咽部充血，双侧扁桃体Ⅱ度肿大，无化脓渗出。心肺正常，肝脾未及。血白细胞 57×10^9/L，血沉 7mm/h。肝肾功能、LE 细胞、ANA、抗 DNA、抗 ENA 均正常。嘱其停用地塞米松，改为口服泼尼松，每日 45mg。但是，3 个月来仍间断高热，38 ～ 40.4℃，伴咽痛、关节痛，每次持续 2 周左右。此次已发热 11 天，经内科免疫确诊为青年类风湿（Still 氏病），就诊于中医。

现在症状：每日先有寒战，继之高热，伴咽痛、四肢关节疼痛，2 ～ 3 小时后大汗淋漓，自行退热，翌日诸症复作。口干，思冷饮，咳嗽，胸痛，白色黏痰不易咯出，小便黄赤，大便干燥。舌红，苔黄腻，脉浮滑数。

辨证立法：少阳郁热，营卫不和，肝火犯肺。治宜清解少阳，调和营卫，宣肺泄热。方用柴胡桂枝汤合泻白散加减：

柴胡 10g，黄芩 10g，沙参 15g，清半夏 10g，桂枝 10g，白芍 20g，炙甘草 6g，钩藤 10g（后下），薄荷 10g（后下），芦根 30g，茅根 30g，桑枝 30g，桑白皮 15g，地骨皮 20g，生姜 3 片，大枣 5 枚。6 剂，水煎服。

治疗经过：

1982 年 10 月 11 日二诊：服药后咳嗽、胸痛、咽痛、白色黏痰均消失，体温趋于正常。但 10 天前受凉后寒战、高热又发。

刻下：口干，思饮，咽痛、咽痒，大便干燥，小便黄赤。舌红，苔黄，脉滑数。辨证为邪热久踞少阳，化燥伤阴，改用大柴胡汤加减和解少阳，泻热存阴。

柴胡 15g，黄芩 15g，半夏 10g，白芍 15g，枳实 10g，生大黄 5g（后下），生姜 3 片，大枣 5 枚，芦根 30g，茅根 30g，青蒿 15g，白薇 15g，秦艽 15g，防风 10g。水煎服。

服药 14 剂，未再寒战、高热，体温一直正常，口干、咽痛告愈，大、小便如常。以后再用小柴胡汤合芦根、茅根、羌活、桑枝、桑叶等治疗半年，病告痊愈。

随访数年，未曾反复。

［按语］

高热一症多属中医"伤寒、温病"的范畴。本案虽病程已达 10 个月之久，但并无热入营血之斑疹昏谵见证，亦无气阴耗伤之痉厥动风虚象。故辨证为邪热久踞少阳，正邪分争，相持不下，外出太阳则咽痛、咳嗽、肢节酸楚；内合阳明则口干思饮，便秘溲黄。

祝师治疗先予柴胡桂枝汤合泻白散双解太阳、少阳，清热泻肺；次用大柴胡汤清泻少阳、阳明之热，通腑退热；终用小柴胡汤和解表里，清透少阳，以清余热，药证合宜，而获良效。祝师善于运用经方而融会贯通，堪称佳案。

【编者按】

本案患者确诊为"青年类风湿"，使用激素治疗后症状没有改善，遂求治于中医。

　　本案中医病名为"痹证"，病人表现为寒热往来，辨证为少阳病。初诊给予柴胡桂枝汤合泻白散加减，药后诸症好转，但数日后，薄受风寒，诸症又发，考虑病邪已入阳明，遂治从少阳、阳明，二诊以大柴胡汤出入。方中柴胡升，半夏降，黄芩可清少阳之郁热，白芍敛中有散，再伍枳实、大黄之攻破下行，如此则少阳、阳明之热邪一泻而下，不复留矣。

　　二诊之方与一诊相比，多加青蒿、白薇、秦艽、防风数药。其防风、秦艽系祛风湿之药，但又可动肝气。少阳与肝胆相关，故亦可升提开散少阳之郁邪；白薇一药，多用以治虚热，但实热亦可治。青蒿专清少阳之热，可将少阳深伏之邪引而外透。数药相伍，由里及外，层层相递，如此一来，少阳深伏之邪外可从太阳而散，内可从阳明下行。

　　前后二诊，由浅及深，可谓深思熟虑，细思缜密。然细度此案，患者发热已10个多月，高热一症，最伤正气，故认为此患者并无正虚，似非属实。故愚见以为，若于方中稍佐益气养阴而不滋腻之品，或则更臻完善。

　　与免疫相关的结缔组织疾病，目前西医尚无特异性治疗，以皮质激素类等免疫抑制剂为主要治疗方法，但经常遇到激素耐药、激素依赖、激素无效等棘手病例。由于中、西医观察人体疾病的角度不同，治疗方法各异，所以西医难治的疾病，中医未必难治，相反亦如此。其目的均在于解除患者的疾病痛苦，在此共同目的上的结合才是真正的中西医结合，各自不失自己的特色和传统，发挥优势，共缔人类健康。

【来源】

董振华，季元，范爱平，等．祝谌予临证验案精选．北京：学苑出版社，1996.14-16.

【摘选者】刘庆

【编按者】张海鹏、陈松鹤

34　皮肌炎（肌痹）

> 患儿被确诊为皮肌炎，但历时 2 年没有痊愈……

【查玉明原案】

刘某，女，4 岁半，西安市人。

1991 年 10 月 10 日初诊。

病史：2 年前，患儿十指端出现红斑、破损，未曾介意，然而相继布散，出现紫红色斑，眼睑及鼻两侧皮疹脱屑，背部及膝关节皮肤粗糙发痒。经西安医科大学附院入院检查：血肌酐 95.47mmol/L、血肌酸 166.25μmmol/L、尿肌酸 88.99mmol/d、免疫球蛋白低值、磷酸肌酸激酶 3247U/L，确诊为皮肌炎。

经多方治疗，病情未得到控制，病变逐增，一下肢瘫软，不能蹲起，活动困难，背部皮肤粗糙，皮硬发痒，两膝关节酸痛，面部布满暗红色斑，舌苔剥落。慕名专程来沈求治。

详问病史，患儿家长代述：1989 年 7 月间，气候炎热，房间窗户未关，整个房间像蒸笼一样。中午孩子午睡，起来后耳朵发红，随之面部出现红斑一片，瘙痒甚，孩子使劲抓，烦躁不宁，当时洗浴后前往医院检查治疗，相继出现以上症状，经治不愈。

综上所述分析：内因之虚，邪毒贼风客于肌肤。风善行数变，故发病急、变化快。风胜则痒，燥胜则干（皮肤变硬），又兼湿邪夹入（洗澡），暑热无不兼湿，风湿相搏。风伤于前而湿伤于后，湿郁化热。伤湿则下先受之，故小筋弛张，下肢瘫软无力；日久营卫气血耗损，故肌皮失养，指端破损起刺；湿邪羁留关节，故两膝酸痛，翻身不能自主，痛苦呻吟，蹲起不能。诊为"皮痹"、"肌痹"，属顽症疾病，病久根深，不能短期奏效，必须缓图以收功。待气血充盈、经络畅通、皮肌得养，方可促进病证改善，否则欲速则不达。治当祛风湿、调气血为主。取荆防四物汤加减：

防风10g，荆芥10g，当归10g，川芎10g，赤芍10g，生地15g，蝉蜕25g，天麻10g，白鲜皮15g，连翘15g，金银花25g，红花10g。水煎，每日服2次。历时4个月，服药共40剂。

1992年2月8日家属来信："孩子病情确实好多了，症状均有减轻，皮损均有恢复，肢端酸痛改善。但颈后及前额均有小面积破损，指端通红，两下肢抬不到位，走路艰难、摇晃。"

证析：此乃脏腑气血不充、营卫失调、皮肌失濡、筋脉不柔。仍宗前方加补益肝肾、强筋骨之怀牛膝15g，何首乌15g，穿山龙15g，继服30剂。

9月27日家属来信说："7月份去西安医大附院检查，手握力明显增强，肌肉弹力较前恢复，近2个月很少听孩子说关节痛，腿较前有劲，上下楼完全能独立自理，但动作缓慢，下蹲好转，能自己去厕所小便。但近来腹部散在红斑，时隐时现。"

病析：此系气血精营虚损，有待恢复，邪盛正微，营血被炼，故血痕发斑。仍按前方加丹皮10g，白芍10g，继续服用。

11月11日家属来信说："服药20剂，下肢瘫软改善，步态不稳好多了，活动量也增加，肌力增强，腿形较前有明显好转。仅背部有几处红斑，孩子经常挠，皮肤甚痒。"

证析：病久迁延，营血被耗，阴虚血热，导致红斑。血燥风热则痒，血瘀则发斑，瘀邪不解。治宜清热养阴，和血润燥兼化瘀解毒。

金银花5g，当归10g，川芎7.5g，赤芍10g，生地5g，防风10g，荆芥10g，玄参15g，丹皮10g，蝉蜕25g，鳖甲10g，黄柏7.5g，牛蒡子7.5g。

方义：四物汤养血和营；银翘清热解毒；荆防、蝉蜕、牛蒡子散风止痒；玄参、丹皮、鳖甲、黄柏养阴消斑，以防复发。

上述治疗随症调方略有增减，历时2年，间断服药，治疗结果如下：

1993年4月17日来信："孩子面部基本没有红斑了，皮损明显复原，肩、膝皮损有所改善，玩的时间长了，走200米也不觉得累，走路很少跌倒。各项检查基本恢复正常。"

1993年1月6日来信："孩子9月份开始上学，学会转呼啦圈，能跳绳，上下楼活动如常，可下蹲一段时间，总之越来越好。"

1994年1月13日来信："前段时间带她到医院全面复查，各项指标均正常，总之是最近情况一直很好。"

1997年4月24日来信："孩子情况很好，前年能弹电子琴，去年过了游泳初级班，一次能游25米，今年准备参加游泳中级班，一切都很好，学习也不错，连续2年数学竞赛第2名。"

2000年春节前夕，1月25日来信："转眼我已13岁了，今年我以优异的成绩考入初中，在第1个学期里，体育成绩获得了有史以来的第1个优。光说不行，眼见为实，我给爷爷寄去近照，是在西安市中心钟楼前拍的。体弱多病的我如今已健康，想起小的时候蹲不下，脸上有红斑……现在幸福来之不易，就像爸爸妈妈常说的：'查爷爷是你的救命恩人！'"

由于远在外地，西安患者相距数千里，疑难重症来诊不便。孩子有病，父母求医心切，焦虑不安，带女孩来诊1次，以后全靠书信来往。患儿父母均系大学文化，在西安市地质研究所工作，观察孩子病情变化很细心，反映病情真实可靠。书信来往，随症调方，用药恰中病机，患儿自4岁半患皮肌炎，重症身瘫，经治病情逐渐好转。由下肢瘫痪不用、沉疴不起，到气血恢复、病邪消遁、起居动作自如，以至痊愈。由瘫—站起—上学—跳绳—游泳、学习活动如常。

医疗实践证明，对于皮肌炎这样的顽症痼疾，勿被西医诊断所惑，发挥中医的特长，使用中药辨证施治，可转危为安，收全功，获奇效。

【编者按】

本案患者在西安医科大学附属医院诊断为"皮肌炎"，其诊断应该是确实可靠的。从治疗经过来看，历时2年没有痊愈。西医认为"皮肌炎"属于自身免疫性疾病，但确切的机理不明确，因而没有特异性的治疗方法，现在主要的治疗方法是用肾上腺皮质激素、细胞毒类免疫抑制剂等免疫调节治疗，因为尚不能完全明确发病机理，所以治疗效果不肯定。

中医治疗本病的原则还是根据病人的具体情况进行辨证论治。查玉明老先生根据中医的理论诊断为"皮痹、肌痹"，认为其病机主要为外邪阻滞，气血亏虚，肌肤失养，所以其治疗方法始终都以调补气血，强壮筋骨，调和营卫等扶正方法，与祛风除湿，清热解毒，活血通络等祛邪的方法并用，通过强壮正气而达到营养肌肤，祛除外邪的目的。显然，对于这个病例，不用扶正的方法是不可能治好的，而西医则没有扶正的理论和措施。

对于病因不明确，发病机理不确切的疾病，西医按照对抗治疗的思路不可能有特异性的治疗方法，因而也就不可能获得可靠的疗效。另一方面，对抗治疗的思路也不适合用于复杂性的疾病，当疾病的影响因素很多，发生机理很复杂的时候，没有明确的病因，没有主导的病机，对抗治疗将会不得要领，甚至自相矛盾。

中医的辨证论治是根据每个病人的具体情况制订的个体化治疗方案，并不主要针对疾病，而是针对患病时人体的整体状况，即疾病的过程中表现出来的正邪双方的对比，邪实时祛邪，正虚时扶正，虚实邪并存则扶正祛邪并用，而且要根据疾病过程中正虚的变化不断调整扶正祛邪的方法。这些在本案中都得到了充分的体现。

【来源】

尹远平.中国百年百名中医临床家丛书·查玉明.北京：中国中医药出版社，2003.26–27.

【摘选者】芦志丹

【编按者】肖相如

35　皮肌炎合并妊娠肾炎（水肿）

＞她怀孕了，但同时得了皮肌炎，又并发急性肾炎，医生劝她中止妊娠，但被拒绝，于是寻求中医治疗……

【祝谌予原案】

庞某，女性，29 岁，工人，病例号 C123591。

1979 年 4 月 20 日初诊。

主诉：下肢水肿、蛋白尿 2 个多月。

患者于 1970 年因居处潮湿，发现四肢浮肿，步履不稳，继之全身暴露处皮肤紫红肿痛，脱皮，脱发，尿肌酸、肌酐增高，确诊为皮肌炎。几年来经皮质激素治疗，皮损恢复，病情好转，但遗有面部及上肢肌肉轻度萎缩。

于 1978 年 10 月结婚，婚后 4 个月怀孕，出现下肢水肿，尿液混浊，镜检尿蛋白由 ++ 变为 +++，白细胞 5 ～ 10 个 /HP，红细胞满视野。经协和医院皮肤科、妇产科、内科会诊，诊为皮肌炎系结缔组织病，且又并发急性肾炎，劝其中止妊娠，被患者拒绝，寻求中医治疗。

现在症状：腰酸膝软，小便混浊，甚至黄赤。下肢可凹性水肿，乏力纳差，晨起恶心，偶或呕吐。舌边红，苔薄黄，脉弦滑。尿蛋白（+++），红细胞大量。现服泼尼松 5mg/d。

辨证立法：肾虚血燥，水湿内停，内热灼络，络伤血溢。治拟益肾滋阴，利水清热，凉血止血。方宗六味地黄汤合四生丸加减：

生地 10g，山药 10g，五味子 10g，丹皮 10g，泽泻 10g，茯苓 20g，生荷叶 10g，生艾叶 10g，生侧柏叶 10g，川续断 10g，菟丝子 15g，生黄芪 25g。水煎服，每日 1 剂。

治疗经过：

服药 14 剂，腰膝酸软明显减轻，尿色转清，镜检尿蛋白（＋），白细胞 1～7 个 /HP，红细胞大量，但晨起泛恶、呕吐加重，此为脾肾两亏，妊娠恶阻，改投补益脾肾，和胃安胎为治。

黄芩 10g，白术 10g，竹茹 10g，陈皮 10g，白扁豆 30g，生地 10g，山药 10g，五味子 10g，丹皮 10g，泽泻 10g，茯苓 15g，生黄芪 15g。水煎服，每日 1 剂。

以上方为主加减化裁。补肾则加川续断、桑寄生、菟丝子；利尿则加防己、生薏苡仁；止血则加四生丸，共治疗 2 个月左右，患者泛恶、呕吐已除，腰酸、水肿消失，激素停用，尿检正常。

至当年 10 月，足月顺产一女婴，母女均安。

[按语]

皮肌炎系自身免疫性结缔组织疾病之一。据文献报道，结缔组织疾病并有心肾损害而妊娠者，应视为治疗性流产的适应证，因为妊娠可使皮肌炎病情加重，尤其在合并心肾损害时，常可因其引起妊娠中毒症或心衰而危及孕妇和胎儿的生命。本案为皮肌炎合并妊娠肾炎，浮肿明显，尿镜检有大量蛋白和红细胞，且又服用皮质激素，病情复杂，预后堪虞，治疗棘手。

祝师从辨证论治的角度，紧紧抓住病者脾肾亏损，胃气不和，血热妄行之病机，始终以益肾健脾，和胃安胎，凉血止血为治则，用生地、川续断、桑寄生、菟丝子、山药、五味子滋补肾阴；生黄芪、白术、茯苓、白扁豆健脾益气；生薏苡仁、泽泻、防己利水消肿；丹皮、黄芩、生荷叶、生艾叶、生侧柏叶凉血清热止血；陈皮、竹茹和胃止呕。方药虽似平淡无奇，然收效出人意料，说明中医疗效之好坏，并不取于药贵方奇，关键是辨证准确，用药灵活。

【编者按】

本例患者经协和医院皮肤科、妇产科、内科会诊，诊为皮肌炎系并发急性肾炎，劝其中止妊娠，因患者拒绝终止妊娠，而求治于祝老。

祝老根据中医的整体观念和辨证论治的原则，抓住肾阴虚损，脾气亏虚的本质，以滋肾健脾和胃为主，兼顾祛邪，并且随着病情的变化调整用药，使患者肾炎得愈，妊娠继续以至顺利生产，母子平安。这一案例告诉我们，中医和西医是两种不同的医学体系，各有其适应范围和优势领域，可以互相取长补短，但是决不能互相代替，并不是有了西医就可以不需要中医，反之亦然。如果没有中医，没有遇上祝老，这位患者将会失去做母亲的权利，肯定会遗憾终生。

【来源】

董振华，季元，范爱平，等．祝谌予临证验案精选．北京：学苑出版社，1996.62-63.

【摘选者】刘庆

【编按者】肖相如

36 风湿性关节炎（痹证）

> 她，确诊为"风湿性心脏病、二尖瓣狭窄"，因畏惧手术而就诊于中医……

【邓铁涛原案】

女性，31岁，护士，住广州白云机场。

患者自小有风湿性关节炎的反复发作史。1985年3月因心悸、气促、咯血丝痰，就诊于中山二医院及省人民医院，经X光、心电图、超声心动图等检查，诊断为风湿性心脏病、二尖瓣狭窄、左房右室增大、食道受左房压迫、肺淤血。医生多次劝告其手术治疗，并认为若不抓紧时机，病情容易恶化成二尖瓣狭窄与关闭不全、心衰。因患者害怕手术而请邓老诊治。

诊时患者心悸怔忡，短气乏力，步行稍快则喘咳，甚而需停下休息片刻，时咯血丝痰，平时易惊善恐，失眠多梦，反复感冒难愈，两面颊红而暗，舌淡暗、稍胖，苔薄白，脉细数，涩时促，重按无力。症状虽多，病之本全在于心气困乏，无力运血而瘀阻心脉、肺络，宜益心气、活血祛瘀为主，拟方应紧守此法而兼顾其他。

五爪龙30g，太子参30g，白术12g，云茯苓15g，鸡血藤30g，川芎10g，桃仁10g，当归12g，丹参18g，红花5g，甘草5g。

以上方为基础，气血虚甚时，加吉林参10g（另炖），黄精18g；血瘀严重时，于短时间内加三棱、莪术各10g活血化瘀，注意中病即止，恐其太过正气不支；出现下肢浮肿时，加茯苓皮30g，泽泻15g；咯血时，加仙鹤草、白及各15g；阳损及阴而有心阴虚表现时，加麦冬12g，五味子10g；关节不适时，加桑寄生、豨莶草各30g等。

患者服药后，日渐好转，诊治达 1 年多，从不间断。1 年来，很少感冒发热，关节疼痛与水肿、咯血等也很少发生，逐渐走路，甚至上二楼也不觉气喘，面颊和舌质的暗红也渐消失。

1 年来能够上班坚持工作，从事一般的家务劳动，如煮饭、洗衣服等，惟仍不能适应跑步和较重的体力劳动。

【编者按】

本案患者确诊为"风湿性心脏病、二尖瓣狭窄"，因畏惧手术而就诊于中医。

风湿性关节炎属于中医"痹证"的范畴，初发之时，病在四肢，久则累及脏腑。病人自幼有反复发作的风湿性关节炎史，痹久累及心脏，而成心痹之证，心又及肺，终成心肺同病之疾。本案虚实夹杂，故以益心气，活血祛瘀之方为主，而据病情之变化临症加减。方中丹参、桃仁、红花、鸡血藤、当归、五爪龙、三棱、莪术等药调气活血，兼以养血扶正。太子参、白术、茯苓、人参、黄精、麦冬、五味子等益气养血。

痹证初起，治法多为攻邪，用之既久，多伤正气。故痹证后期，尤其是发展至脏腑痹时，要注意扶正。此案之获效即在扶正攻邪并举，如见病不见人，徒事攻逐，必致正虚而邪不去。

然细度此案，亦非完璧无疵。患者初诊时见善惊易恐，失眠多梦。愚见此系前期用药过于攻逐，致心伤而有热，故当补益心之气阴，稍用泻热之品。而上案自始至终，未用泻热之药，似为美中不足，白玉微瑕。

【来源】

邓铁涛.中国百年百名中医临床家丛书·邓铁涛.北京：中国中医药出版社，2001.108–109.

【摘选者】 张海鹏

【编按者】 张海鹏

37 类风湿关节炎合并硬皮病（痹证）

> 服药酒 3 料，汤剂 70 剂，不满 4 个月，内服附子 1945g，川乌 2245g，生黄芪 8400g……世人视为不治之症，竟获痊愈。

【李可原案】

老战友李际蔚之遗孀薛秀梅，53 岁，住甘肃西峰市报社巷。

患类风湿关节炎 28 年，因产后入冷水过早引起。2 年前经西安铁路医院检查，又发现合并硬皮病，百治不效，已不能起床。

1986 年 4 月 7 日，其子李辉携带病案向余求治。病历载：两手关节肿凸变形，右手不能屈伸，双下肢膝关节肿胀，足趾僵硬，迈步困难。硬皮病仅有一句话诊断，资料不全。患者恳求遥拟一方先服，待病情减轻，夏季天热能行动时再来面诊。

30 年沉寒痼冷，难图速效。病虽在关节、皮肤，整体气血虚衰，自在意中。难症痛疾，师法仲景，遂仿乌头汤意拟一药酒方及外熨方：

处方一：生黄芪 100g，川乌、附子、活络效灵丹（当归、丹参、乳香、没药）、白芍、黑小豆、乌蛇肉各 30g，蜂蜜 120g，桂枝、防风、全蝎、甘草各 15g，蜈蚣 30 条，豹骨 15g（狗骨代）。

以川乌、附子之大辛大热，通行十二经，破冰解冻而逐沉寒痛冷为君，以甘草、防风、黑小豆、蜂蜜解其毒，制其燥烈，以防中毒。以桂枝汤合活络效灵丹养血活血和营，虫类入络搜剔，豹骨（狗骨代替）强筋骨。生黄芪运转一身大气，周流气血。上药共捣粗末，加上白酒 1.5kg，入瓶浸泡 7 昼夜后，早、晚各热服 1 次。从 1 酒盅起服，逐日渐加，至服后唇、舌稍感麻木为度，即以此量维持至服完，来信告知病情变化再议。因两地相隔千余里，万一服药超量，出现中毒先兆，则服下方解救：

生甘草 60g，防风、黑小豆各 30g。加冷水 1500mL，蜂蜜 150mL 煎汤，分次冲服。加入生绿豆粉 30g，10 分钟即解。

处方二：沙苑子、川乌、草乌、红藤、荆芥、防风、当归、鸡血藤、海桐皮、乳香、没药、透骨草、川续断、红花、细辛、花椒、伸筋草、威灵仙各 30g，乌蛇肉 50g。

上药共捣粗末，95% 酒精 600mL 拌匀，浸 3 日后，用陈醋 3kg，浸泡 7 昼夜，睡前以纱布 8 层蘸饱药液置于患处，以电熨斗熨之，干则再蘸再熨，连续半小时。熨完后活动、揉搓关节，谨避风寒。（此为前人经验加味变法，原法药液用电离子透入法。以熨斗熨之，亦有显效，止痛效果最快。此法用治一切关节肿痛，肩凝症，各部骨质增生之剧痛，皆有显效。若加服对症中药，则可彻底根治上述各症。）

患者共服药酒 45 天，每次加至 30mL 时，服后唇、舌麻木 40 分钟，维持服至 1 个月后，全身发热，从此脱去 30 年冬夏不离之棉袄，服完 1 料后，肿痛已减十之七八。患病之后 10 年，每早起床时，要经过 1 小时的床上运动，始能坐起。然后待僵硬之下肢逐渐灵活，始能下炕，可见其气血痹阻之甚。古代之 "尪羸症"，亦不过如是。服此后，全身关节大为灵活，睡醒后可以直接起床下炕。

又服半料，精神食纳增，已可自由行动。患者全家喜不自禁，左邻右舍视为奇迹。同年 6 月 14 日，患者在长子李辉的陪同下，不远千里从甘肃来到灵石。

患者的病史中所述各症，如指趾、腕踝关节肿凸处，服药酒后已恢复正常，惟天冷则痛不可忍。硬皮亦有轻微松动，但四肢从手到肘，从脚至膝，皮肤犹如贴于骨上，僵硬、绷紧光亮，前额皮肤亦变硬，10 年前之满脸皱纹亦消失。由于上睑僵硬，两目不能闭合，夜间必须盖一条毛巾予面部，始能入睡。畏寒，夜尿频，腰困如折，脉弦，64 次 / 分。舌淡胖，边尖有瘀斑。

类风湿关节炎、硬皮病，现代医学认为与免疫缺陷有关。中医则认为邪之所凑，其气必虚。虽肺主皮毛，脾主四肢、肌肉，但 30 年痛疾耗伤，肾元必虚。当温养五脏，调节整体以治局部。

生黄芪 120g，当归、熟地、川乌、附子、沙苑子、黑小豆各 30g，麻黄、桂枝、细辛、干姜各 15g，防风 30g，肾四味各 15g，红参 10g（另炖），五灵脂 10g，全蝎 12 只（研粉冲服），蜈蚣 4 条（研粉冲服），炙甘草 60g，蜂蜜 150g，鲜生姜 30g，大枣 10 枚。加冷水 2500mL，文火煮取 600mL，3 次分服，30 剂。

7 月 22 日，患者在其子李辉处服完上方 30 剂，拟返甘肃。腰困消失，四肢已不疼痛。已变硬之皮肤，明显松软，前额出现抬头纹，四肢出现皱纹，臀部已形丰满，眼睑活动灵活，可以闭合。嘱其带原方 30 剂，加龟鹿二胶、胎盘粉趁伏天服。停药养至立秋后，再服药酒 1 料。

12 月 3 日，李辉来告，母病基本恢复，可以操持家务、做饭。此症，经前后三诊，服药酒 3 料，汤剂 70 剂，不满 4 个月，内服附子 1945g，川乌 2245g，生黄芪 8400g。基本方用药，谨遵仲景法度。世人视为不治之症，竟获痊愈。

计先后经治类风湿关节炎 5 例，西北地方病"柳拐子"病 3 例，均以上法治愈。中医学之潜在生命力，经方之神奇奥妙处，吾辈罄毕生精力，亦难全盘领悟。

【编者按】

读罢此案，拍手叫绝。经方之灵活应用，辨证之准确精当，治略之进退自如，欣然叹服。无怪乎，邓铁涛、朱良春等老中医对李老的高度赞誉。岳美中有言："治急性病当有胆有识，治慢性病当有方有守。"此案李老胆识具备，方守同工，堪称杰作。

乌头汤出自仲景著作《金匮要略》之"中风历节病篇"，原文为："病历节不可屈伸，乌头汤主之。乌头汤方：治脚气疼痛，不可屈伸。"其主症乃寒凝痹阻筋脉，失养失用之表现。治当温通经脉破寒邪，通络脉。李老以乌头汤为主，加和营血、通络脉之配方，共奏通络软坚之效。内服药有两个特点：第一是以酒泡药，增其通经之性，另可缓其直接服药之毒性；其二是用药谨慎，单制解毒方剂备用。二者可体现李老用药思路之缜密与经验。

治内必兼治外，类风湿关节炎又兼硬皮病，是久痹于内而及外。治当内外夹攻，所以李老又拟一外熨方，处方之药均为通络窜皮、软坚散风之品，用白酒及陈醋浸泡更增其效力，浸泡之后，以纱布蘸药置于患处，复以电熨斗熨之，熨完后活动、揉搓关节，谨避风寒。可谓匠心独具。观《伤寒论》

也有"熨其背"等记载，此处以药熨之必为创新。《孙子兵法》中有病形、病势之说。李老之临床法度与之暗合。单方布局谨严，整体内外兼治。

更有意思的是，西医所谓的免疫缺陷疾病，李老引《黄帝内经》之语作了阐述，即：邪之所凑，其气必虚。言简意赅，颇具启发性，具有很深的指导意义。中医向来执简驭繁，以宏观统摄微观，整体辨证为前提，进一步细致入微，方能取得突出的疗效。本案百治不效，卧床不起之疾正是在此思想指导下得以康复。

【来源】

李可.李可老中医危急重症疑难病经验专辑.太原：山西科学技术出版社，2002.208–211.

【摘选者】侯中伟

【编按者】侯中伟

38　重症肌无力（痿证）

> 他因睡卧湿地而患重症肌无力，眼睑下垂，说话、吞咽困难，饮水反呛……

【祝谌予原案】

吕某，男性，19 岁，学生，病历号 C118612。

1978 年 7 月 7 日初诊。

主诉：眼睑下垂、全身无力 3 年。

患者于 1975 年 8 月因睡卧湿地数小时后发现眼睑下垂，说话及吞咽困难，饮水反呛。经我院（协和医院）神经内科确诊为重症肌无力，服新斯的明治疗后明显好转。

1975 年 12 月又因外出受凉并发上呼吸道感染而病情反复，出现全身无力、声音嘶哑、呼吸困难，急诊住院经大剂量溴吡斯的明及多种抗生素治疗病情控制，于 1976 年 2 月出院，出院后长期服用安贝氯铵治疗，近 2 个月口服安贝氯铵，由每日 9 片减至 5 片，症状加重。20 天前自行下楼梯时突然无力而摔倒，嗣后不能自行上下楼。

现在症状：双眼睑下垂，无力抬起，咀嚼无力，吞咽困难，尤以每日午后疲惫乏力殊甚，自己不能上下楼梯，虚汗很多，极易外感。舌淡，舌尖红暗，脉沉滑。每日口服安贝氯铵 5 片。

辨证立法：脾肾阳虚，卫表不固。治宜温补脾肾，实卫固表。方宗保元汤、四君子汤、桂枝汤三方增损。

生黄芪 20g，党参 15g，白术 12g，川桂枝 10g，白芍 15g，炙甘草 6g，菟丝子 15g，女贞子 12g，肉苁蓉 15g，巴戟天 10g，仙灵脾 10g，鸡血藤

30g。水煎服，每日 1 剂。

治疗经过：

服药 1 个月后，汗出减少，未再外感，余症同前。原方加茯苓 15g，陈皮 10g，川续断 12g，桑寄生 20g，楮实子 10g。再服 1 剂，体力增加，自己能上下楼梯，安贝氯铵减至每日 4.5 片。

【编者按】

《素问·生气通天论》云："因于湿，首如裹，湿热不攘，大筋软短，小筋弛长，软短为拘，弛长为痿。"本案痿证乃长夏伤湿而致，患者睡卧湿地而致眼睑下垂等症状与《内经》所言完全相符。正气存内，邪不可干，本案患者盛夏汗孔大开，而睡卧湿地，湿邪尽入腠理肌肉，湿邪留滞不去，故而导致全身无力等症状。《素问·痿论》云："有渐于湿，以水为事，若有所留，居处相湿，肌肉濡渍，痹而不仁，发为肉痿。"患者虽经抗生素等西药治疗，病情曾得以缓解，但由于没有将本病的病邪祛除，所以没有控制住病情。

祝老深谙个中医理，从脾肾论治，温阳以实卫固表，化气利湿，最终正气得复，湿气得除，症状大大减轻。由此可以看出，中医同样重视致病的外来邪气，只是有其独特的认识方法，因而思路不同，治法也不同。

【来源】

董振华，季元，范爱平，等.祝谌予临证验案精选.北京：学苑出版社，1996.104–105.

【摘选】刘庆

【按语】侯中伟

39 脊髓脱髓鞘病变（痿证）

> 他下肢无力，伴胸部束带感 4 个月……

【祝谌予原案】

吕某，男性，44 岁，干部，病历号 C493584。

1993 年 4 月 27 日初诊。

主诉：下肢无力，伴胸部束带感 4 个月。

患者因左下肢无力，双下肢麻木伴胸部束带感，于今年 2 月 15 日住协和医院神经科病房。经多次 CT 及核磁共振检查提示：上胸段脊髓（$T_1 \sim T_3$ 平面）变性脱髓鞘改变。肌电图示：左下肢中枢性损害，确诊为脊髓脱髓鞘病变。经用地塞米松、低分子右旋糖酐等治疗后症状有所好转。

3 月 25 日出院时，口服泼尼松 40mg/d，并逐渐减量，但减量过程中下肢无力、麻木等加重，生活难以自理，特来求祝师诊治。现在口服泼尼松 25mg/d。

现在症状：胸闷憋气，肩背发紧，状如束带。双下肢发麻、发凉，左侧为著，腿软无力，活动不便。舌暗红，苔白，脉细弦。

辨证立法：脾肾不足，气血两虚，寒湿阻络。治宜温补脾肾，益气养血，散寒通络。方用黄芪桂枝五物汤合四藤一仙汤加减：

生黄芪 30g，桂枝 10g，白芍 10g，生姜 3 片，大枣 5 枚，鸡血藤 30g，海风藤 15g，钩藤 15g，络石藤 15g，威灵仙 15g，羌活 10g，独活 10g，熟地 10g，补骨脂 10g，川续断 15g，桑寄生 20g，狗脊 15g，枸杞子 10g，细辛 3g，刘寄奴 10g。水煎服，每日 1 剂。

治疗经过：

服药 1 个月，胸闷憋气及束带感均明显好转，泼尼松减量至 10mg/d，仍下肢凉麻，无力，不耐劳累。舌暗红，苔白，脉弦滑。守方去补骨脂、枸杞子、刘寄奴，加丹参 30g，葛根 15g，石菖蒲 10g，郁金 10g，以活血化瘀。

以上方药加减服 2 个多月。7 月 23 日复诊：下肢凉麻好转，体力明显恢复，泼尼松减量至 5mg/d。惟有下肢发凉汗出，舌脉同前。仍以黄芪桂枝五物汤合四藤一仙汤加防风、防己、羌活、独活、追地风、白术、茯苓、枸杞子等，再服 1 个月，病情稳定，从事一般工作，停用泼尼松。乃守方改配丸药巩固。

生黄芪 150g，桂枝 50g，白芍 50g，鸡血藤 90g，海风藤 50g，钩藤 50g，络石藤 50g，威灵仙 50g，豨莶草 60g，桑寄生 60g，桑枝 90g，防己 30g，丹参 90g，仙灵脾 30g，狗脊 50g。共研细末，炼蜜为丸，每丸重 10g，每次饭后服 1 丸。

随诊半年，病情稳定。

［按语］

脊髓脱髓鞘病变是脊髓炎的一种类型，病因未明，发病与上呼吸道感染、过度疲劳等诱因有关，首发症状为胸段根痛或局限性背痛，束带感。继之出现病变水平以下弛缓性瘫痪，肌张力松弛，腱反射消失及感觉障碍等，西医主要使用激素治疗。

中医无此病名，但根据本病恢复期与后遗症之临床表现，与"痿证"非常类似。祝师治疗本案应用黄芪桂枝五物汤合四藤一仙汤为主，是因其脾肾阳气不足，复感寒湿入络引起。黄芪桂枝五物汤出自《金匮要略》，主治肌肤麻木不仁，脉微而涩紧的血痹证，乃温阳益气，和营通痹的代表方剂；四藤一仙汤祛风除湿，散寒通络，两方合用则使阳气振奋，气畅血行，寒湿乃去。脾主肌肉，肾司作强，脾肾不足则乏力痿软，活动不便，故方中加熟地、补骨脂、狗脊、川续断、桑寄生、仙灵脾、白术、茯苓等健脾补肾，强壮扶虚之药，共建其功。然全方究属温阳散寒之剂，若见证属湿热致痿者，不可贸然轻投。

【编者按】

《素问·痿论》云："骨枯而髓虚，故足不任身，发为骨痿。"本案脊髓脱髓鞘病变而导致的痿证，与《内经》所言相吻合。因而祝老通补兼施，既通肢体之经络气血，又补脾肾之阳气，尤重补肾，方中前后共用熟地、补骨脂、川续断、桑寄生、狗脊、枸杞子、细辛等药，共奏养肾益髓起痿之功。

【来源】

董振华，季元，范爱平，等.祝谌予临证验案精选.北京：学苑出版社，1996.105–107.

【摘选】刘庆

【按语】侯中伟

40 癔症（气陷怪病）

> 她气短难续，自汗而喘，腰困如折，多梦，但各种检查均无异常，病情奇特……

【李可原案】

化肥厂女工宋玉凤，22岁。

1983年12月7日入院，患病1个多月，病情奇特，内科、妇科邀余会诊。

诊见头痛、眩晕，全身震颤不停，右半身麻木抽搐。哭笑无常，无故悲伤动怒，时觉恐惧，如人跟踪，惶惶不可终日，且少腹鼓凸憋胀。曾用养血柔肝、养心安神、滋燥润肺诸法、西药冬眠疗法皆无效。

现在症状：气短难续，自汗而喘，腰困如折，寐艰多梦。六脉微细如丝，两寸尤沉、尤弱，舌淡红，少苔。各种检查均无异常，拟诊为"癔症"。

据上脉证，皆由大气下陷所致。大气者聚于胸中，斡旋运转不息，五脏六腑出入升降各循常道，是为健康无病。此气一陷，肺失包举，肺气虚则燥，故悲伤欲哭而似甘麦大枣汤证；心失所养，神明无主，意志失常而见酸枣仁汤证；心气虚则恐，故时觉有人跟踪；肝失大气之斡旋而见喜怒无常，震颤抽搐；左右者，升降之道路，右主气，气不运血，血不能上下周行，故右半身麻木不已。一切病象皆由"少腹鼓凸"悟出气陷下焦，不能升举所致。肝之受累最甚，肝主内风，故震颤不停，遂拟升陷汤重用白芍以敛肝急。

生黄芪、山萸肉、盐补骨脂、生熟枣仁、炙甘草各30g，生白芍100g，红参10g，生龙骨粉、生牡蛎粉、木瓜各15g，柴胡、升麻、桔梗各6g，鲜生姜5片，大枣10枚，胡桃4枚。

12月12日，药服3剂后，诸症均愈。

【编者按】

李老此案，足见其临症的深厚功力和对中医理论的深入理解。该患者各项检查均无异常，而病情奇特，这正是西医治疗的劣势所在。西医治疗无的可放矢，因而采用冬眠疗法进行治疗，竟然也无效。因而，邀中医会诊，李老由少腹鼓凸，悟出该病为大气下陷，胸中各脏腑失去大气之托举而变症纷呈。抓住病机的核心，药到病除。

【来源】

李可.李可老中医危急重症疑难病经验专辑.太原：山西科学技术出版社，2002.258–259.

【摘选者】侯中伟

【编按者】侯中伟

41　三叉神经痛（面痛）

> 她，双面颊发作性剧痛 3 年……

【祝谌予原案】

王某，女性，45 岁，农民，门诊病历。

1993 年 7 月 12 初诊。

主诉：双面颊发作性剧痛 3 年。

患者 3 年前无诱因开始双侧面颊疼痛，尤以右面为重，每日数发，疼痛如刀割样或针刺样，难以忍受，手不能触摸，每次持续半小时左右。先后服索米痛片、荷包牡丹碱、多种维生素等西药及在当地服中药数十剂不效，乃来京诊治。今经协和医院确诊为三叉神经痛，求治于祝师。

现在症状：右面颊发作性剧痛，放射至齿龈及右颐，每日数次，张口受限，刷牙及咀嚼不能，触之痛剧，甚或痛如闪电样、刀割样或针刺样，流泪、流涎，影响饮食及睡眠。口干苦，烦躁易怒，失眠多梦，大便干燥，数日一解。舌质淡，脉沉细。

辨证立法：血虚肝旺之体，风阳上扰，火逆于面，内风窜络。治宜养血柔肝，解痉止痛。方用逍遥散合四物汤加减：

川芎 10g，白芷 10g，生地 10g，细辛 3g，钩藤 10g，柴胡 10g，薄荷 10g（后下），当归 10g，白芍 30g，炙甘草 16g，茯苓 15g，白术 10g，石菖蒲 10g，佩兰叶 10g。水煎服，每日 1 剂。

治疗经过：

服药 20 剂后，右面颊疼痛程度及发作次数明显缓解，张口咀嚼已不痛，惟仍不能刷牙。进食增加，大便畅通，入睡较安。舌淡暗，脉弦细。守方去石菖蒲、佩兰叶，加菊花 10g，炒酸枣仁 15g，继服 20 剂，面颊疼痛基本控制，刷牙时偶痛，仍有心烦，眠差。因患者欲返当地，嘱其带药 14 剂继服。

[按语]

本案为阴血不足，郁怒伤肝所致。阴不制阳，肝经风火上逆于头面，经络不通是故面痛频作。祝师以逍遥散合四物汤养血柔肝，息风解痉，重用白芍不但养血解痉，而且润肠通便。川芎、白芷、钩藤、菊花、细辛、薄荷均为轻清上浮、散风止痛之要药。而四物汤养血活血，补肝活络，深合"治风先治血，血行风自灭"之意，与前案互参，可体会中医同病异治之特色。

【编者按】

西医认为三叉神经痛是一种病因尚未明了的神经系统疾病，治疗以镇痛为主，或者行手术切断术。

中医仍需辨证论治。本案祝老辨为阴血不足，郁怒伤肝，以逍遥散合四物汤加减而取得较好的疗效。

【来源】

董振华，季元，范爱平，等.祝谌予临证验案精选.北京：学苑出版社，1996.91–92.

【摘选者】刘庆

【编按者】肖相如

42　坐骨神经痛（痹证）

> 她，左臀及下肢疼痛，伴麻木 5 个月，百药不效……

【祝谌予原案】

史某，女性，29 岁，保育员，门诊病历。

1992 年 3 月 2 日初诊。

主诉：左臀及下肢疼痛，伴麻木 5 个月。

患者 5 个月前无诱因左臀及下肢麻木、疼痛，劳累或受寒加重，休息及遇暖减轻，经积水潭医院诊断为坐骨神经痛，予针灸、理疗及服中药近百剂不效。腰椎 X 片未见异常。

现在症状：左下肢疼痛、麻木，沿臀外侧向下放射。腰痛如折，双足不温，不耐久行，步行 100 米左右即疼痛难耐，热敷减轻。口淡不渴，大、小便如常。舌边尖红，脉弦滑。

辨证立法：寒湿入络，气血痹阻。治以散寒除湿，通络止痛。用独活寄生汤合四藤一仙汤加减治之。

独活 10g，桑寄生 20g，桂枝 15g，白芍 15g，秦艽 10g，防风 10g，狗脊 15g，豨莶草 20g，伸筋草 15g，鸡血藤 30g，钩藤 15g，络石藤 15g，海风藤 15g，威灵仙 15g。水煎服，每日 1 剂。

治疗经过：

1992 年 3 月 16 日二诊：服上方 14 剂，左下肢疼痛、麻木均好转，腰痛告愈，双足变暖，但劳累或久行后仍感左下肢酸痛。舌红，脉弦滑。守方继服 14 剂，4 月 20 日再诊时，患者诉左臀及下肢疼痛大为改善，无凉麻感觉，久行后易疲劳，口干思饮。原方再服半个月，诸症基本告愈，可步行

500 余米而不疼痛。乃取原方 3 倍量配成蜜丸常服，以资巩固。

[按语]

本案之腰腿疼痛属寒湿之邪伤及肝肾而致。"伤于湿者，下先受之"，"寒主收引"，故以疼痛伴麻木、怕凉为辨证要点。腰为肾之府，膝为筋之府，腰膝剧痛乃病位在肝肾。祝师治疗用补益肝肾、散寒除湿、通络止痛的独活寄生汤加减颇为适宜。复加四藤一仙、豨莶草、伸筋草等宣畅气血、以枝达络、缓急止痛之药，其效尤强。

【编者按】

坐骨神经痛属于中医痹证的范畴。本案患者祝老辨证为寒湿痹，用补肝肾、除寒湿、通经络的独活寄生汤加减获效。中医认为肝肾虚损，寒湿阻滞，经络不通是寒湿痹的发生机理，这是不同于西医的理论。

【来源】

董振华，季元，范爱平，等．祝谌予临证验案精选．北京：学苑出版社，1996.92-93.

【摘选者】刘庆

【编按者】肖相如

43　煤气中毒后遗症（痰证）

> 他，服药后每日泻下胶黏状大便 2 ～ 3 次，3 日后清醒，恢复记忆……

【李可原案】

城关市民薛金明，男，29 岁。

1981 年 1 月 7 日上午，因急性煤气中毒入院。昏迷 4 昼夜，反射消失。经抢救脱险后出院。29 日突然神志不清，不识家人。上厕所后不知归家，跌入壕沟，丧失记忆。时而狂呼乱叫，时而木呆不语。下肢僵硬，不能站立。赴省二院诊为"严重的意识障碍，智能减退症状群"，无法治疗而返。

诊脉滑大搏指，舌尖赤，苔黄厚腻。辨为痰浊蒙蔽心窍，因体气壮实予礞石破痰丸加减：

礞石、大黄各 30g，黄芩 15g，沉香 10g，石菖蒲、郁金各 10g，竹沥 100mL（兑入），麝香 0.3g（冲服）。共 3 剂。

上药服后，每日泻下胶黏状大便 2 ～ 3 次，第 3 日中午清醒，记忆恢复，催促妻子做饭。惟右手麻木，气短，下肢痿软，不能站立。改投补阳还五汤加减：

生黄芪 120g，当归 30g，赤芍、川芎、桃仁、红花、地龙、白芥子、肾四味、桂枝、炙甘草各 10g，红参 10g，全蝎 12 只（研末冲服），蜈蚣 2 条（研末冲服），麝香 0.15g（研末冲服）。

上方连服 10 剂后康复，未留任何后遗症。补阳还五汤益气活血化瘀，加速脑部之血循环，麝香修复长期脑缺氧造成之损伤，对大脑病变确有治疗作用。后用上法又治公安局毛建慈等 4 例煤气中毒后遗症，均在短期治愈。

【编者按】

本案为省二院确诊的"意识障碍，智能减退症状群"，无法治疗而返。李老辨为痰浊蒙蔽心窍证，予礞石破痰丸加减，服药后每日泻下胶黏状大便2～3次，3日后清醒，恢复记忆。由本案观之，中医的痰证包罗万象，古人所谓的痰迷心窍，恰恰服药后出现了泻下痰积的问题。更加有力地说明了，中医的理论是经得起实践考证的。

【来源】

李可. 李可老中医危急重症疑难病经验专辑. 太原：山西科学技术出版社，2002.189–190.

【摘选者】侯中伟

【编按者】侯中伟

44　慢性咽炎（梅核气）

> 他，感到咽喉不利，如有异物 2 个月……

【祝谌予原案】

赵某，男性，39 岁，工人，病历号 C502247。

1993 年 8 月 9 日初诊。

主诉：咽喉不利，如有异物 2 个月。

患者今年 6 月无诱因觉咽喉不适，如物梗阻，以为生长肿物，在本院（协和医院）内科、五官科多项检查，后做纤维喉镜诊断为慢性咽炎，予多种抗生素及对症治疗，无明显改善。

现在症状：咽喉如物梗阻，咯之不出，吞之不下，心情郁闷，进食不畅。呃逆嗳气频作，口干咽燥，心烦多梦，大便通畅。舌红，苔薄白，脉细弦。

辨证立法：痰郁互结，胃气上逆，风热上壅。治宜和胃降逆，理气化痰，清热利咽。方用旋覆代赭汤加减：

旋覆花 10g（包），代赭石 30g（先下），半夏 10g，厚朴 10g，沙参 15g，金银花 15g，连翘 10g，板蓝根 15g，蒲公英 20g，山豆根 10g，苦桔梗 10g，炙甘草 6g。共 7 剂。

治疗经过：

服药后呃逆嗳气均减，余症同前。痰少黏稠，口干。舌偏红，苔白，脉细弦。此风热已去，胃气已和而痰郁仍在，易十味温胆汤加减以化痰清热，理气散结。

半夏 10g，陈皮 10g，茯苓 15g，竹茹 10g，枳实 10g，桔梗 10g，厚朴

10g，白术 10g，石菖蒲 10g，远志 10g，酸枣仁 10g，五味子 10g，炙甘草 5g。

服药 14 剂，咽部异物感明显减轻，心情舒畅，但每因情绪波动则咽喉不适，口干心烦，守方加丹皮 10g，黄芩 10g，柴胡 10g，再服半个月，诸症告愈。

随诊 2 年未发。

[按语]

本案属于中医"梅核气"病证，正如《赤水玄珠》所说："梅核气者，喉中介介如梗状，又曰痰结块在喉间，吐之不出，咽之不下是也。"肝主疏泄，性喜条达，郁怒伤肝则肝气郁结；脾主运化，痰乃水液所生，思虑伤脾则津液不运，聚而成痰，痰气互结，故咽喉不畅，如物梗阻；痰阻中焦，胃气上逆故呃逆、嗳气；外感风热，故口燥咽干。

祝师治疗先予和胃降逆，清热利咽，用旋覆代赭汤加金银花、连翘、板蓝根、蒲公英、山豆根等治之；再以化痰散结，理气开郁，用十味温胆汤加桔梗、厚朴、白术。三诊时因痰少黏稠，情绪波动则病情加重，故加丹皮、黄芩、柴胡清热疏肝。此类患者务必保持精神愉快，心情舒畅则疗效更佳，方可避免复发。

【编者按】

慢性咽炎表现为中医的梅核气者，用中医的疏肝理气，化痰开郁治法疗效肯定。因为其发病涉及情志因素，所以单纯用抗生素和对症治疗难以取效。痰气交阻的理论对梅核气的治疗具有直接的指导意义，但这是西医没有的理论，也是用西医的理论不能解释的。

【来源】

董振华，季元，范爱平，等 . 祝谌予临证验案精选 . 北京：学苑出版社，1996.200-201.

【摘选者】刘庆

【编按者】肖相如

45　鼻窦炎（高热、头痛）

> 他，患了鼻窦炎，这种病西医根治不了，经常反复发作，引起高热、头痛……

【张子琳原案】

张某，男，15岁，学生，门诊号451780。

1972年6月10日初诊。

患者平时鼻塞头痛，流涕黄浊，前额与颧部压痛，嗅觉减退，易发感冒，已有5年。发作时涕黄浊而黏稠，难以排出，头痛难忍。经山西医学院第二附属医院诊断为上颌窦及额窦炎。多次穿刺引流，抗感染治疗，但始终不能根治，反而发作频繁，抗菌药物产生抗药性，治疗效果越来越差。

近3个月来，由于毕业考试，学习紧张，连续发作十余次，3天前又感冒，发烧，咽痛，鼻塞，头痛如裂，甚则以头撞墙。静脉输青霉素3天未能控制，由其父带领求治于张老。

患者体温38℃，咽红，嗅觉消失，鼻塞不通，苔黄，脉数。此为风热邪毒，袭肺患鼻所致。拟祛风清热，芳香开窍之法。

苍耳子9g，辛夷9g，川芎6g，当归9g，生地9g，杭芍9g，细辛3g，金银花15g，连翘9g，菊花9g，薄荷6g，白芷9g，白蒺藜9g，蝉蜕9g，栀子9g，黄芩9g，玄参9g。3剂，水煎，分2次服。

1972年6月14日二诊：诸症悉退，嗅觉恢复。其父说："自服药以来再未头痛，近日还坚持参加了考试，放弃了准备休学治疗的想法。"嘱其备药3剂，发生时及时服用。

经观察，1年后未再复发。

［按语］

此系张老鼻窦炎方之验案。据笔者体会，反复难愈之鼻窦炎，不论慢性或急性，本方屡用屡效。方中当归、白芍、川芎、生地、白蒺藜、蝉蜕养血祛风。肺系疾病一般不用血分药，张老此处用意有二：其一，"治风先治血，血行风自灭"；其二，易感风热之邪可得到预防，故如此久病顽疾，用之势在必行。金银花、连翘、菊花、薄荷使清阳得升，风热得解；辛夷、苍耳子、白芷、细辛芳香开发，宣窍止涕。

张老认为，凡头面之疾，皆由清阳不升，浊阴上逆所致，芳香诸药能引胃中清阳上升于脑，故可使鼻塞、浊涕缓解。对于此方，张老习用之加减法如下：若风寒初起者，加荆芥、防风、羌活；有伏火者，加玄参、栀子、黄芩；咳嗽者，加麦冬、桔梗；头痛者，加蔓荆子、藁本；久病体虚者，减生地，兼服补中益气丸；肾阴不足者，兼服六味地黄丸。

【编者按】

本案患者确诊为"额窦炎"，经西医治疗后始终不能根治，反复发作频繁。由于细菌对当时的抗生素产生耐药性，导致西医治疗无效，病人发作时头痛如裂，非常痛苦，影响学业。遂求治于中医。中药治疗仅3剂而根治，绝非妄谈。

本案病例中医辨证为风热邪毒郁积在里，故而使用开郁毒，祛风热，散毒火的方法，以白芷、细辛等通散郁积之热毒，以金银花、连翘、菊花、薄荷、蝉蜕等凉散热毒，以生地凉血，白芍养血，当归、川芎行血祛风，以辛夷、苍耳子引药入鼻。

具有红肿热痛的炎症，属于中医理论中的热毒，西医治疗以抗生素消炎杀菌，而现代中药药理认为，清热解毒药类亦具有消炎杀菌的效果。这是中西医治疗炎症的相同之处。然而，清热解毒药并非是中医治疗热毒的重要治法，反而认为冰伏凉遏之法，只会导致热邪郁闭在机体的更深层次，一旦正气虚弱，热毒就会伺机发作，导致病情反复不愈，即所谓的关门打狗。譬如，滥用抗生素后，导致扁桃体炎、咽炎、肺炎、鼻窦炎、额窦炎等呼吸系统疾病反复迁延发作，尤其在儿科中较为多见。且小儿的脾胃多被抗生素所伤，导致身体逐渐虚弱。

中医治疗热毒炎症的治法是"火郁发之"，给热邪以出路，才能根治。

使用白芷、细辛等温热窜通之药，进入郁结热毒的内部而通散之；选用凉散的金银花、连翘、菊花、薄荷、蝉蜕等一边散热，一边清热，并配以其他清热之药；再用养血行血之药，将热毒郁结之处的气血重新畅通，使邪气没有盘踞之地，最终根治热毒而不伤正气。这是中西医治疗炎症的根本思路的不同，也是中医思维的典型表现之一。

【来源】

赵尚华，张俊卿．中国百年百名中医临床家丛书·张子琳．北京：中国中医药出版社，2001.172–173.

【摘选者】王翚

【编按者】陈松鹤

46 耳软骨膜炎（耳轮肿痛）

> 他的左侧耳轮肿痛，已有 10 多天了，睡眠时只能取右侧卧位……

【祝谌予原案】

李某，男性，30 岁，售货员，门诊病历。

1993 年 8 月 30 日初诊。

主诉：左侧耳轮肿痛，已有 10 多天。

患者 2 周前曾外感发热，体温正常后即觉左耳轮肿痛，局部青紫，触之则痛剧，我院（协和医院）耳鼻喉科诊断为"耳软骨膜炎"，予头孢拉定等抗生素口服，同时用 2 片磁铁在患侧耳轮内外压迫，欲促其皮下渗出液吸收，但应用 3 天后症情反而加重。

现在症状：左耳轮肿痛青紫，触之则痛剧，故睡眠只能取右侧卧位，头晕而胀，口干不思饮，大、小便正常。舌红暗，脉细弦。

辨证立法：肝胆风火上逆，血瘀气滞湿阻。治宜疏肝行气清热，活血化瘀止痛。方用血府逐瘀汤加减：

柴胡 10g，枳壳 10g，桔梗 10g，丹参 30g，生甘草 5g，当归 10g，川芎 10g，赤芍 10g，白芍 10g，生地 10g，桃仁 10g，红花 10g。水煎服，每日 1 剂。

治疗经过：

服药 7 剂后，左耳轮肿痛明显减轻，能左侧睡卧。再服 10 剂，局部肿痛消失。9 月 20 日再诊时，诉腰痛无力，左耳轮已无肿胀，颜色仍青紫。舌红，脉细弦。守方加川续断 15g，杜仲 10g，桑寄生 20g，枸杞子 10g，再服 14 剂。

2个月后随诊，病遂告愈。

［按语］

耳软骨膜炎一病，中医古籍未载。但足少阳之经脉，属胆络肝，其支者从耳后入耳中，出走耳前，其经气环循于耳。本案因外感后肝胆气机郁结化火，循经上扰，导致血瘀气滞，而见局部肿痛、青紫、触痛等表现，故祝师选用血府逐瘀汤去牛膝，加丹参活血化瘀、清利肝胆治疗而取良效。王清任在《医林改错》血府逐瘀汤所治症目之下共列头痛、胸痛、呃逆等19种病证，症状虽异，然瘀血是导致病因之一。本案治疗有效，理概于此。祝师曾云"怪病可从瘀治"，实际仍未脱离中医辨证论治之原则。

【编者按】

对本例患者的治疗，祝老运用了中医的经络理论和瘀血理论，用经络循行定位，用瘀血理论确定疾病的性质。凡属青紫肿胀疼痛者，用活血化瘀，行气止痛治疗，其效果是肯定的。经络理论和瘀血理论是西医没有的，它可有效地指导中医临床，本案就是一个实例。

【来源】

董振华，季元，范爱平，等.祝谌予临证验案精选.北京：学苑出版社，1996.201–202.

【摘选者】刘庆

【编按者】肖相如

47　药物性皮炎（中药毒）

> 他，因为医院的外用药而过敏，致使局部皮肤破溃流水，下肢肿胀……

【祝谌予原案】

刘某，男性，60 岁，干部，门诊病历。

1993 年 12 月 14 日初诊。

主诉：左下肢皮肤溃疡已 3 个月。

患者于今年 9 月中旬因左下肢皮肤白癜风，使用某医院自制的外用药后，致使局部破溃流水，下肢肿胀，本院（协和医院）皮肤科诊断为药物性皮炎，久治不愈，乃来就诊。

现在症状：左下肢肿胀，胫前局部皮肤破溃流水，面积 3cm×3cm 和 2cm×3.5cm 各 1 块。皮损边缘伴红色皮疹，瘙痒难忍。口干，心烦易急，眠差，乏力，尿黄。舌暗红，苔白厚，脉细弦。

辨证立法：湿热下注，血燥受风。治宜清热利湿解毒，凉血散风止痒。方用过敏煎加减：

银柴胡 10g，防风 10g，乌梅 10g，五味子 10g，生甘草 6g，丹参 30g，丹皮 10g，紫草 10g，白蒺藜 10g，地肤子 15g，白鲜皮 10g，赤小豆 15g，生黄芪 30g。每日 1 剂，水煎服。

治疗经过：

服药 1 个月后，左下肢溃烂面积缩小，渗出减少，肿胀好转，但因饮酒及恣食海味，又致病情反复，守方加白茅根 30g，荆芥炭 10g，再服 14 剂。并嘱其戒酒，戒食海味辛辣。

1994 年 1 月 25 日复诊，局部溃烂面积明显缩小，边缘痒疹消退，守方去赤小豆，加当归、川芎、赤芍、桃仁、红花各 10g，再服 1 个月，溃烂愈合，诸症告愈。

随访 1 年，未见复发。

［按语］

因药物反应引起皮肤黏膜急性炎症为主要临床表现者，中医称为"中药毒"，其病机总属禀赋不足，毒邪内侵所致。本案因外用药使用不当而发生过敏，导致下肢皮肤破溃、糜烂，祝师辨证为湿热下注，血燥受风。药毒侵袭皮肤则湿热蕴结，溢于皮肤而溃烂、肿胀、渗出；热毒内攻脏腑，伤阴耗津而见口干、心烦、尿黄；血燥受风则发皮疹、瘙痒。治用过敏煎凉血祛风，益阴抗敏；丹参、丹皮、紫草、赤小豆凉血活血，利湿解毒；白蒺藜、白鲜皮、地肤子祛风燥湿止痒；黄芪托疮生肌。本案从调理全身脏腑气血入手，外病内治，取效满意。

【编者按】

湿热浸淫和血虚风燥的理论是中医解释皮肤病发生机理的基本理论，有效地指导着中医治疗皮肤病的临床实践，而且疗效肯定。对于本案，西医久治不效，祝老运用的主要理论就是湿热浸淫和血虚风燥，取得了满意的疗效。

虽然西医学和西方科学现在还没有办法解释和理解中医的概念，但中医的这些独特理论却有效地指导着中医的临床实践，使无数的患者脱离病痛，获得健康，这也是中医之所以经历数千年而不衰的根源所在。

【来源】

董振华，季元，范爱平，等 . 祝谌予临证验案精选 . 北京：学苑出版社，1996.196-197.

【摘选者】刘庆

【编按者】肖相如

48　月经稀发（月经后期）

>她，月经稀发已有8年，伴有失眠、脱发……

【祝谌予原案】

李某，女性，40岁，工人，病历号C193237。

1992年10月12日初诊。

主诉：月经稀发8年，失眠、脱发3年。

患者17岁月经初潮，1980年婚后怀孕，因当时患甲状腺功能亢进服抗甲状腺药物，故行人工流产。1984年在本院（协和医院）做甲状腺次全切手术后月经紊乱，后错40～60天，最长5个月，注射黄体酮可行经。

1989年患者因失眠、精神异常、幻听、幻视、脱发明显，确诊为精神分裂症，长期服用抗抑郁及镇静安定药物至今，目前每日口服氯丙嗪4片，艾司唑仑2片。

现在症状：面色苍白，头昏、头胀，反应迟钝，乏力神疲，失眠多梦，心烦易怒，两目干涩，口干，便秘，脱发明显。经期愆后数月，末次月经1992年8月9日，量不多。舌红暗，苔白，脉沉弦。

辨证立法：痰热内扰，肝肾阴虚，血不养神。治宜化痰清热，滋补肝肾，养心安神。方用十味温胆汤加减：

清半夏10g，竹茹10g，枳实10g，茯苓15g，陈皮10g，石菖蒲10g，远志10g，酸枣仁15g，五味子10g，黄连5g，白蒺藜10g，制首乌15g，肉苁蓉15g。每日1剂，水煎服。

治疗经过：

1992年10月26日二诊：服药14剂，头脑较前清楚，情绪稳定，入睡改善，余症同前。舌红，脉弦滑。守方加东白薇 10g，珍珠母 30g（先下），黑芝麻 15g，再服 14 剂。

1992 年 11 月 16 日三诊：入睡较易，梦减，大便顺畅，氯丙嗪减至每日 3 片。舌红，脉弦滑。

清半夏 10g，竹茹 10g，枳实 10g，茯苓 15g，陈皮 10g，生甘草 5g，桑叶 10g，黑芝麻 15g，制首乌 15g，女贞子 10g，藿香 10g，菊花 10g，益母草 30g，月季花 10g。每日 1 剂，水煎服。

1992 年 12 月 21 日四诊：月经于 11 月 19 日来潮，后错 70 天，量色正常，7 天净。脱发明显减少。上方再服 20 剂，12 月 17 日月经时至，已无脱发，入睡较佳，情绪安定。守上方去藿香、菊花、益母草、月季花，加白蒺藜 10g，首乌藤 15g，丹参 30g，黄连 5g，再治半年，患者月经周期恢复正常，未再脱发，精神愉快，睡眠良佳。

随诊 1 年，病情稳定。

［按语］

西医认为月经稀发常是闭经的前驱表现，精神因素和内分泌紊乱是造成月经稀发或闭经的重要原因。本案有甲状腺功能亢进和精神分裂症病史，且长期服用抗抑郁西药，导致中枢神经系统和下丘脑功能紊乱，影响卵巢功能而出现月经稀发。中医一般归之于气血不足或寒凝血滞，多以补益气血和温经散寒为主治疗。但祝师治疗本例则异于常法。

患者月经初潮较晚，肝肾先虚，冲任不足，继之因术后服用抗抑郁西药，耗伤气血，脾虚生痰，郁久化热，阻滞胞络，复因情志抑郁，心血暗耗，经血乏源，即《内经》所云："二阳之病发心脾。有不得隐曲，女子不月。"故其特点为虚实兼杂，虚为肝肾气血不足，实为痰热内扰，阻滞胞脉。祝师治疗以十味温胆汤为主，化痰清热，养心安神以通胞脉；加制首乌、女贞子、肉苁蓉、黑芝麻等滋补肝肾，充其化源；丹参、益母草、月季花活血养血以调冲任，共奏化痰清热，补肾通经之功。

祝师应用化痰补肾为主治愈本例月经稀发，颇耐寻味，可资效法。

【编者按】

患者月经稀发 8 年，失眠、脱发 3 年，并确诊为精神分裂症。辨证为痰热内扰、肝肾阴虚、血不养神。冲为血海，患者月经稀发，源于冲脉不足，肝肾气血亏虚，因而血不能养神，出现失眠、脱发，精神不能收持而导致精神分裂。心主神明，血舍神。怪病多由痰作祟，本案除血虚之外，还有痰热互结的病机。此痰热不仅留于脏腑，而且存于血脉，因而内扰神明。祝老化痰与养血并重，经过 2 个多月的调理，患者月事恢复、睡眠正常、精神愉悦而痊愈。这又是辨识病机抓主症的核心作用。

【来源】

董振华，季元，范爱平，等.祝谌予临证验案精选.北京：学苑出版社，1996.149–150.

【摘选】刘庆

【按语】侯中伟

49　子宫肌瘤（癥积、痛经）

> 她，少腹胀大如怀孕 5 个月状，痛经，月经淋漓不断……

【李可原案】

林业局干部家属燕能荷，44 岁，门诊号 009319。

1983 年 7 月 13 日初诊。

经晋中二院妇检，确诊为子宫肌瘤（9cm×8cm），建议手术切除，以免后患。患者畏惧，特来门诊求治。

腹诊：少腹胀大如怀孕 5 个月状，脐下有拳头大之圆形肿物。痛经 5 个月，每次经行不畅，色黑稠黏，块屑甚多，淋漓不断，常延续 10 日以上不止，经期绞痛胀急。面色暗，舌淡红，脉弦。有形癥积，已非一日，予桂枝茯苓丸加虫类药搜剔缓攻之。

桂枝、桃仁、丹皮、赤芍各 15g，茯苓 45g，柴胡、红参（另炖）、灵脂、土鳖虫、甘草各 10g，大贝母 15g，生水蛭、炮甲珠各 6g，蛤蟆 2 条。研粉黄酒冲服，10 剂。

1983 年 8 月 11 日二诊：前投桂枝茯苓丸缓攻癥积，红参、灵脂扶正化瘀，虫类入络搜剔，迭进 10 剂，少腹膨隆之状大减，胀势已松。今适值经期，腹未痛，黑块已少，舌色暗，脉沉滑。因势利导，通经化瘀为治。

桂枝 15g，茯苓 45g，赤芍 25g，桃仁、丹皮各 15g，益母草、当归须、丹参各 30g，柴胡、酒香附、泽兰叶各 12g，川牛膝 30g，甘草 10g，生水蛭、炮甲珠各 6g，蜈蚣 2 条。研粉黄酒冲服，鲜姜 5 片，大枣 10 枚。

1983 年 8 月 16 日三诊：上方连服 3 剂，经行畅通，下瘀块甚多，少腹如孕之状已消，腹痛已除。近日白带多，脉舌如前。予初诊方 5 剂，加生山药 30g，车前子 10g（包）。

1983 年 8 月 31 日四诊：少腹平软如常人，丸方缓攻。

桂枝茯苓丸 30g，当归须、土鳖虫、大贝母、炮甲珠（用代用品，下同）各 30g，太子参 60g，五灵脂 30g，生水蛭 15g，蜈蚣 30 条。制 10g 蜜丸，每次 1 丸，每日 3 次。

1983 年 9 月 16 日五诊：丸药服约过半，我院超声探查示子宫 5cm×8cm×5cm，肌瘤基本消失。

1984 年 3 月 15 日追踪复查，超声提示：子宫 6cm×5cm，一切正常。

截至 1984 年 5 月，以上法治子宫肌瘤 17 例，除一外省患者情况不明，皆获痊愈。凡瘀积重，面色暗黑，眼有黑圈，环口一圈紫暗，手足、前胸、后背发热者，为血瘀发热，加酒大黄 10～15g，3～5 日即退，去大黄，此即大黄虫丸之意。

正虚加党参，虚甚者用红参。4 种虫类药，软坚散结，化瘀力强。水蛭为破瘀第一要药，破瘀血不伤新血。可视瘤体之大小，病程之久暂，用 3～6g。炮甲珠（用代用品，下同）穿透走窜之性无微不至，凡血瘀、血凝皆能开，且有升高白细胞的作用，寓补于用无穷。冲任隶属于肝，血瘀者气必滞，加柴胡疏达肝气。大贝母消痰软坚，缩短病程。

卵巢或输卵管囊肿，多从瘀阻胞宫、寒湿凝聚论治，以桂枝茯苓丸合五苓散，加油桂温阳化湿。若少腹不时绞痛，多属寒凝，加吴茱萸 15g（洗）直入肝经血分，破冰解冻，收效甚速。加子宫专药益母草，协以丹参、泽兰叶，加强宫血循环，促进炎性渗出物之排泄及吸收。加炮甲珠透达囊肿，五苓利水，多数可在半个月内治愈。慎用清热解毒药，用之不当，反使寒湿凝结不化。

【编者按】

通瘀化滞、缓消瘀血，一直就是治疗子宫肌瘤的重点。患者经晋中二院妇检，确诊为子宫肌瘤（9cm×8cm），建议手术切除，以免后患，而患者畏惧，特来门诊求治。此类疾病，西医认为最佳方法是切除，但是临床切除某些重要脏器需要慎重考虑。

中医学认为，治病不外乎扶正祛邪。而"经络论"和"气化论"是中医取效的核心基础。因此，对于虚实夹杂的子宫肌瘤症，我们扶正配合祛邪，通过经络的气化促进疾病的性质发生改变。先用桂枝茯苓丸以缓消瘀血，同时还有大量的通经化滞、入络搜剔之药物。瘀积包块类疾病，病性为久瘀成积，经络不通，或寒凝在经，或瘀阻在络。必以开破阴凝，通其经络，祛瘀生新为治。此症若不在大经，则可责之于络脉，从络入手治疗，或搜剔入络，或温通开破。通过"破其阴阳络脉"，化瘀消瘤为治，再配合补中扶正之品，诸法合用，可令包块等机体逐渐形成的病理产物缓缓消去，或化为瘀血，或变为痰涎，从窍道排出，"瘀血得去，新血得生"，疾病方可痊愈。

这里有几点甚需注意：第一，治此病首重整体，化瘀不忘扶正，不可令贼去城空，正邪俱损；第二，虫类药物其性入络搜剔，专通络脉，要善于运用；第三，临床见症多端，或发热或不发热，要辨识清楚病本，不可轻易清热解毒，否则寒凉伤正，病结不化。

【来源】

李可.李可老中医危急重症疑难病经验专辑.太原：山西科学技术出版社，2002.99–101.

【摘选者】侯中伟

【编按者】侯中伟

50 原发性不孕症（不孕）

> 她，经行先后无定期，经常腰痛，白带量多，受凉后加重……

【祝谌予原案】

李某，女性，28 岁，农民，门诊病历。

1992 年 1 月 17 日初诊。

主诉：婚后 4 年不孕。

患者 14 岁月经初潮，每次经期愆后半个月或 20 日，甚至 3 日一行，经量中等。24 岁结婚后至今不孕，性生活正常。本院（协和医院）妇产科查子宫前位偏左，余无异常。其夫精液常规检查精子成活率 40%。

现在症状：月经愆期，经常腰痛，腹中疼痛，白带量多，质清稀，受凉后加重，末次月经 1991 年 12 月 22 日，量少，色黑，1 天即净。舌红，苔薄黄，脉弦细。

辨证立法：肝肾两亏，瘀阻胞宫，冲任不调。治宜补肾养肝，活血行气，调理冲任。方用自拟促孕基本方：

广木香 30g，当归 60g，益母草 120g，赤芍 30g，白芍 30g，川芎 50g，菟丝子 30g，覆盆子 30g，五味子 30g，枸杞子 30g，车前子 30g，蛇床子 20g，韭菜子 30g，女贞子 30g，川续断 60g，紫河车 60g，鸡血藤 90g。诸药共研细末，炼蜜为丸，每丸重约 10g，饭后服 1 丸。同时嘱其夫服健身宁片，每次 6 片，每日 3 次。

治疗经过：

服上药 2 个多月，5 月 24 日再诊时停经 50 天，查尿妊娠试验阳性，诊为早孕。刻下自觉恶心，进食呕吐，纳差，乏力。舌淡红，脉滑。证属胎热内扰，脾胃不和，治宜和胃止呕，补肾安胎，用自拟保胎八味方加减。

黄芩 10g，白术 10g，砂仁 3g（后下），苏叶 6g，白扁豆 15g，川续断 10g，桑寄生 10g，菟丝子 10g，竹茹 10g，陈皮 10g，生姜 3 片。每日 1 剂，1 周后改为隔日 1 剂。

上药服用 20 天后，诸症告愈，其后足月分娩。

［按语］

《内经》有云："女子七岁，肾气盛，齿更发长。二七而天癸至，任脉通，太冲脉盛，月事以时下，故有子。"可见，月经的产生、胎孕的形成，皆是肾气、天癸、冲任二脉和胞宫共同发挥作用的结果。

祝师认为，妇女不孕之病因病机虽有数种，但受孕的关键在于肾气的盛衰和精血的充沛。盖肾为先天之本，内寓元阴、元阳，主藏精而司生殖。阴阳和则肾精化生肾气，两精相搏，合而成形，故能妊子。倘先天禀赋不足，体质虚弱，或后天失养，房劳伤肾，多次流产刮宫以致肝肾不足，精亏血涸，冲任亏损，胞脉失养，则肾气衰惫不能摄精成孕。

祝师治疗每从补益肝肾，填精益髓，调气养血着手而自拟促孕基本方：广木香 30g，全当归 30g，益母草 90g，赤、白芍各 45g，川芎 30g，菟丝子 30g，枸杞子 30g，五味子 30g，覆盆子 30g，车前子 30g，韭菜子 30g，蛇床子 20g，女贞子 30g，川续断 60g，紫河车 60g，肉苁蓉 60g，随症加减配制蜜丸。其组方原理有二：其一是用广木香、当归、益母草、芍药、川芎调养气血，疏肝畅络，调理冲任；其二是以补肾填精的五子衍宗丸为基础，加韭菜子、蛇床子温补肾阳，阴生阳长而阳旺生精。女贞子配川续断善治性乏感症，可提高雌激素水平，促进排卵功能。紫河车甘温，为血肉有情之品，大补精血和冲任之气，促进胞宫发育；肉苁蓉咸温，养命门真火，滋肾中精气。二药相伍，温而不燥，补而不峻，生精促孕，相辅相成，配制蜜丸尤宜于久服、长服。

本案因月经稀发，经量较少，故方中重用归、益、芍、芎，并加鸡血藤以养血活血，调经止痛，即古人所谓"求子之道，莫先调经"论，且男方精子成活率亦低，所以同时嘱其服健身宁补肾生髓，夫妇双方同治，取效显著。

【编者按】

中医对于胎孕的认识本于冲任、天癸，是对生命生理功能的整体把握。而对于胎孕症候的治疗也本着对脏腑经络功能的调整。"促孕基本方"和"保胎八味方"的创制使用同样基于此原理。中医认为，不孕是男女双方的责任，《内经》中说，"女子二七而天癸至，任脉通，太冲脉盛，月事以时下，故有子"，"丈夫二八，肾气盛，天癸至，精气溢泻，阴阳和，故能有子"。夫妻同治，这是中医的特色，也是其高明之处。

【来源】

董振华，季元，范爱平，等.祝谌予临证验案精选.北京：学苑出版社，1996.168–170.

【摘选】刘庆

【按语】侯中伟

51　习惯性流产（滑胎）

> 她 3 次发生自然流产，多在怀孕 5 ～ 6 个月之间……

【祝谌予原案】

范某，女性，32 岁，职员，病历号 C401273。

1993 年 7 月 9 日初诊。

患者 10 岁月经初潮，每次经期愆后 10 天，量少。26 岁结婚以来，分别于 1988 年、1990 年、1992 年 3 次发生自然流产，多在怀孕 5 ～ 6 个月之间。曾在本院（协和医院）妇科查抗精子抗体阴性，2 次血 Rh 因子阳性。今年 3 月疑有宫颈内口松弛症，但未确诊。既往于 1990 年 4 月行胆囊切除术。

现在症状：面色白，形体较胖，腰酸膝软，小腹不适。白带量多，清稀如水。大便溏薄，每日 1 次，末次月经 1993 年 7 月 7 日。舌淡暗，脉细弦。

辨证立法：脾肾不固，气血两虚，治宜补肾益精，益气养血。方用促孕基本方加减：

广木香 30g，当归 30g，益母草 90g，赤芍 30g，白芍 30g，川芎 30g，菟丝子 30g，五味子 30g，枸杞子 30g，覆盆子 30g，车前子 30g，蛇床子 20g，韭菜子 30g，女贞子 30g，川续断 60g，紫河车 60g，桑寄生 60g，生黄芪 100g，黄精 60g。诸药共研细末，炼蜜为丸，每丸 10g，饭后服 1 丸。

治疗经过：

1993 年 9 月 24 日二诊：药后月经周期已正常，5 天净，白带不多，小腹舒适，大便成形。妇科卵泡监测：本周期左卵巢排出优势卵泡 1 个。舌红暗，脉细弦。守方去川芎、紫河车，加苍、白术各 60g，芡实米 60g，神曲 60g，羌活 30g，再配 1 料丸继服。

1993 年 11 月 26 日三诊：停经 49 天，今查尿妊免试验阳性，妇科诊为早孕。乏力腰酸，不思饮食，大便溏薄，每日 3～4 次。舌红，脉滑。辨证为脾肾气虚，胃气不和，治以培补脾肾，和胃安胎，方用保胎八味方加减。

黄芩 10g，白术 10g，砂仁 3g（后下），苏叶 5g，白扁豆 15g，川续断 10g，桑寄生 10g，生黄芪 20g。14 剂，水煎服。

1993 年 12 月 17 日四诊：怀孕 10 周，无明显不适，嘱守方隔日 1 剂继服。5 个月后停药。

1994 年 8 月产一男婴，举家欢乐，起名张铭（铭记在心之意）。并求祝师题字：望子成龙，前程远大。

［按语］

连续流产 3 次或 3 次以上者，称为习惯性流产，属于中医"滑胎"或"数堕胎"的范畴。如《叶氏女科证治》云："有屡孕屡堕者……名滑胎。"本病以脾肾不固、气血两虚为多见，固胎气系于脾，胎元固于肾，屡孕屡堕，更伤气血。本案接连流产 3 次，冲、任二脉受损，带脉不能维系，故见腰酸膝软，小腹不适，白带清稀，大便溏薄之症。祝师治疗分两步：未孕之前用促孕基本方去肉苁蓉，加桑寄生、生黄芪、黄精、苍白术、芡实米等补肾生精，益气养血，为再次妊娠时防止流产做准备；已孕之后用保胎八味方，加生黄芪培补脾肾，和胃安胎。如此调治数月则摄精受孕，胎元得固，不致屡孕屡堕矣。

【编者按】

西医认为此病与"宫颈内口松弛症"关系密切，但是并无特效疗法。中医则认为该病关键是气虚不摄，由于气虚导致宫颈的内口松弛，不能固摄胎元。气的概念在中医中占有核心地位。而西医从微观着眼，治疗和认识的切入点均与中医有很大的差异，这就是由于理论不同而产生的医疗差异。

【来源】

董振华，季元，范爱平，等.祝谌予临证验案精选.北京：学苑出版社，1996.175–177.

【摘选】刘庆

【按语】侯中伟

52　附睾炎（子痛）

> 他，左侧睾丸肿痛1个多月……

【祝谌予原案】

徐某，男性，30岁，工人，门诊病历。

1991年6月24日初诊。

主诉：左侧睾丸肿痛1个多月。

患者于今年5月中旬始左睾丸肿胀疼痛，伴发热38.5℃左右，经本院泌尿外科检查，发现左附睾处可及1cm×0.8cm之硬结，质硬，触痛明显。局部B超提示附睾炎。予西药抗感染治疗2周后体温正常，但睾丸疼痛、硬节无改善，外科为除外肿瘤之可能，建议其手术切除，被患者拒绝。既往嗜酒多年，病前有酗酒及过食生冷史。

现在症状：患侧睾丸红肿消退，仍有1cm×0.8cm大小之硬结，触痛明显，饮食及大小便如常。舌暗红，苔白，脉细弦。

辨证立法：寒凝气滞，络脉不通。治宜散寒温经，理气散结，化瘀通络。

炒小茴香10g，橘核10g，荔枝核10g，益智仁10g，当归10g，丹参30g，王不留行10g，生薏苡仁30g，生牡蛎30g（先下）。每日1剂，水煎服。

治疗经过：

服药14剂，左睾丸胀痛、触痛均减，结节缩小至0.5cm×0.6cm大小。守方加桔梗10g，连翘10g，乌梅10g，香附10g，连服1个多月，结节消失，肿痛告愈。

［按语］

附睾炎多由泌尿生殖系统继发感染所致，属于中医"子痈"、"子痛"、"子痰"等范畴，常见病因有湿热下注，蕴结成毒，阻于肝肾之络，结于肾；或肝失疏泄，气滞血瘀，发于肾，延成硬结。本案患者病前饮酒无度，恣食生冷，致肝经湿热下注，阴囊形成红肿疼痛，虽经抗感染治疗热邪消退，肿痛减轻，但湿阻气机，寒从中生，寒凝血滞，硬节乃成。

祝师根据"足厥阴肝经环阴器，抵小腹……气逆则睾肿卒疝"之说，以温经止痛、理气散结、化瘀通络为主治疗。方用炒小茴香、益智仁温肝散寒；橘核、荔枝核理气散结；当归、丹参、王不留行化瘀通络；生薏苡仁、生牡蛎软坚消肿，施治得法，病获痊愈，使患者免除手术之苦。

【编者按】

本例患者因附睾炎导致结节硬痛，祝老将其辨为寒滞肝脉，气滞血瘀，用温肝散寒，理气散结，化瘀通络之法而获效。如果没有中医，本例患者将不免于手术之苦。

【来源】

董振华，季元，范爱平，等.祝谌予临证验案精选.北京：学苑出版社，1996.202–203.

【摘选者】刘庆

【编按者】肖相如

53 病毒性心肌炎（心悸）

> 小女孩心悸 2 个多月，伴有气短，乏力，动则汗出……

【刘弼臣原案】

王某，女，12 岁。

1990 年 3 月 4 日就诊。

患者自述心悸 2 个多月，伴气短，乏力，动则汗出，咽痛，食欲不振，时轻时重，曾在北京儿童医院诊断为病毒性心肌炎，多方求治，疗效不显，今慕名前来求治。

查体：面色苍白，咽红，扁桃体Ⅲ度肿大，未见脓性分泌物，舌质淡红，苔白腻，脉代。听诊心尖部位可闻及第一心音低钝，频发期前收缩，心率 110 次 / 分，心电图示：ST–TⅡ上移，TⅡ、avF 低平，TⅢ倒置，频发室性期前收缩。实验室检查：白细胞 $12.5×10^9/L$，中性粒细胞 60%，淋巴细胞 40%，谷草转氨酶 48IU/L，谷丙转氨酶 37IU/L，乳酸脱氢酶 157IU/L，肌酸磷酸激酶 99IU/L，α–羟丁酸脱氢酶 273IU/L。

辨证属邪毒内陷，心脉失养。治宜清咽利喉，养血复脉。

辛夷 10g，苍耳子 10g，玄参 10g，板蓝根 15g，山豆根 5g，黄芪 15g，麦冬 10g，五味子 10g，丹参 15g，苦参 15g，蚤休 15g，阿胶 10g（烊化），青果 10g，锦灯笼 10g，焦三仙各 10g。7 剂，水煎服，每日 1 剂。

二诊：服药后咽痛明显减轻，纳食增加，心悸略减，仍动则汗出，上方去青果、锦灯笼，加生姜 3 片，大枣 5 枚，7 剂。

三诊：诸症明显减轻，见效不更方，继以前方加减服用 3 个月后痊愈。

随访未见复发。

[按语]

手少阴心经，其支者，从心系，上挟于咽喉。肺胃之邪，未从表解，夹热逆传入里，耗伤阴液，扰动心神，故心悸，自汗，脉代；阴伤气耗，故乏力，气短。用辛夷、苍耳子、玄参、板蓝根、山豆根、青果、锦灯笼，重在清咽利喉，宣肺通窍，利畅气机，祛邪护肺安内宅，切断病邪入侵内传的途径。配以蚤休、苦参清热解毒；阿胶、丹参养心阴，补心血，宁心定悸。后加生姜、大枣调和营卫，以治汗出，故而收效显著。

【编者按】

病毒性心肌炎是指病毒感染或与病毒感染有关的心肌炎性病变，属中医学"心悸"、"怔忡"、"胸痹"、"温病"、"猝死"等范畴。可发生于任何年龄，尤以小儿及青年多见，是儿科常见的心血管疾病之一，经研究认为可能与影响病毒感染及复制的受体和酶关系密切，但其发病机制尚未完全明确。西医治疗以抗病毒、营养心肌、抗氧化为主要手段，目前尚无特异的治疗方法。

中医学有完整的脏腑经络辨证理论，从正邪两方面对疾病进行认识。"正气存内，邪不可干。"病位在心，缘于心经气阴两伤，同时出现了咽红、扁桃体肿大等症状，说明肺经同时也感受了邪气。叶天士在《温热论》中说："温邪上受，首先犯肺，逆传心包。"本病的核心病机：正气方面多见于气阴两伤，而邪气方面则多以气机郁闭、邪毒内陷为主要病机。因此，多以养心复脉，化痰开闭，清热解毒为治，不同病期有不同的治疗策略。刘老在此养血调营复脉，扭转病情，终获全效。

理论源于实践，指导实践，中医理论同样源于实践而指导临床实践，但是这种理论不是凭空妄想，而是基于对病症的严密观察与总结，有着脏腑经络、气血津液作为生理、病理基础，其正确性不容置疑，临床疗效也不容辩驳。

【来源】

于作洋.中国百年百名中医临床家丛书·刘弼臣.北京：中国中医药出版社，2001.21–22.

【摘选者】马增斌

【编按者】侯中伟

54 腮腺炎并发心肌炎（心悸）

> 小男孩患腮腺炎，10 天后出现心慌，气短，乏力……

【周次清原案】

张某，男，11 岁，济南经四路小学学生。

患者因心慌、气短、心前区疼痛 1 周，于 1983 年 4 月 12 日就诊。

患者于 10 天前患腮腺炎，并伴有心慌、气短、乏力，在儿童医院诊断为"腮腺炎并发心肌炎"，经用青霉素、ATP、维生素 B_1、维生素 C 等药物治疗，症状有所好转，但仍感心慌、乏力、气短、低热，活动后心慌、气短加重。因患者拒绝打针，故求中医诊治。

查体：体温 37.1℃，脉搏 120 次 / 分，血压 14.7/8.0kPa，面色苍白，神志清楚，精神萎靡，腮腺肿大不明显，口干咽燥，大便干，小便黄，舌红干，少苔，脉促。心率 120 次 / 分，心律不齐，期前收缩 8 次 / 分，心音低钝，心尖区闻及 Ⅱ 级收缩期杂音。化验：血红蛋白 115g/L，红细胞 $3.4×10^{12}$/L，白细胞 $4.2×10^9$/L，嗜中性粒细胞 62%，淋巴细胞 35%，血沉 20mm/h。X 线检查：心、肺正常。心电图检查：不完全性右束支传导阻滞，多发性室性期前收缩，T 波 Ⅱ、Ⅲ、aVF、V_4 导联低平，ST 段 V_1～V_3 水平下移。

辨证论治：患者心悸，气短，乏力，低热，大便干，小便黄，口干咽燥，舌红干，少苔，脉促，证属外感温毒、耗劫气阴、心失濡养之"心悸"。初用养阴益气、清热解毒法，药用太子参、麦冬、生地黄、玄参、金银花、连翘、甘草，服 6 剂，口干咽燥、便干、尿黄、脉促有所改善。仍感心慌、气短、乏力，改用人参安神汤加减：

太子参 15g，麦冬 15g，生地黄 15g，当归 10g，黄连 6g，酸枣仁 12g，黄芪 12g，甘草 3g。

连服 12 剂，心慌、气短、乏力明显好转，体温降至正常（36.7℃），心率 88 次／分，心电图示偶发室性期前收缩。又用治心经虚之方（人参、茯神、酸枣仁、当归、丹参、龙眼肉、生甘草）加减服用 18 剂，心率 82 次／分。复查心电图示期前收缩消失，ST–T 恢复正常，不完全性右束支传导阻滞。心慌、气短、乏力等症状消失。

【编者按】

本案患儿确诊为"病毒性心肌炎"，经西医对症性治疗效果不明显，遂求治于中医。

本案中医病名为"心悸"。中医理论认为，外感温热毒邪，若治疗不当，多逆传心包，即"温邪上受，首先犯肺，逆传心包"。此患者发病即见心慌、气短、乏力等症，可知素体心脏之气阴不足，故一旦感受外邪即传心包，此时如清热解毒，兼以益气养阴，多可截断病势之发展，但治疗不当，遂致邪传心包，而成心疾。观其脉证，系外感温毒、耗劫气阴、心失濡养之"心悸"，故当治以益气养阴，清热解毒解郁之法。

患儿体虚，邪气内传，故初治之时，不可骤补，否则必成闭门逐寇之势。故以清热解毒与益气养阴之法并举。太子参、麦冬、生地、玄参、甘草益气养阴，且生地尚可入血分而凉血；甘草可解热毒；玄参凉血散结，又可养阴；金银花、连翘清热解毒，又可散结解郁。二诊时，热象已去，热邪已解，遂转以扶正，以人参安神汤化裁。方可益气养血安神。方中黄连一味，苦寒而清心热，既可佐制诸药之性温，又可清解传于心经之郁热，且其性下行，又可引心经之郁热下行。

观其案，先治以攻补并行之法，待邪气衰，即转以扶正，而扶正之中，又有攻邪之药，并非一味蛮补。其思路之辗转变化，足以师法。

【来源】

高洪春.中国百年百名中医临床家丛书·周次清.北京：中国中医药出版社，2004.116.

【摘选者】刘庆

【编按者】张海鹏

55　小儿大脑发育不全症（风痰证）

> 2 岁的孩子先天性大脑发育不全，在省儿童医院无法治疗而返……

【李可原案】

运输社吴福全之女吴红英，2 岁半。

1975 年 2 月 1 日初诊。

患病 2 年，出生后不久，无故手足抽搐，两目天吊，吐舌摇头，甚则角弓反张，无一日停息。牙关紧闭，屡因哺乳而咬伤母乳。曾赴省求医，省儿童医院诊为"先天性大脑发育不全症"，无法治疗而返。途中感受外邪，高热达 39.7℃。痰声如拽锯，面色青惨，山根青筋暴露，指纹深紫直透命关。询知患儿从出生至今，喉间痰鸣声从未间断。偶然泻肚 1 次，诸症可有短暂好转，今已 5 日不大便。

证属痰热久蕴，复感外邪，热极动风。拟礞石滚痰丸变汤，清热解毒，涤痰开窍，息风止痉。

处方一：三棱针点刺十宣、十二井、双耳尖出血，毫针雀啄术点刺素髎、双合谷，患儿汗出，大哭出声而醒。

处方二：煅礞石 15g，生石膏 30g，丹皮、紫草、蚤休各 15g，黄芩、大黄、天竺黄、石菖蒲、郁金、胆南星、僵蚕、地龙各 10g，甘草 10g，羚羊止痉散 3 次量，煎取浓汁 100mL。小量多次频投，热退，余药弃去。

1975 年 2 月 2 日二诊：日夜服药 7 次，服至 5 次时，泻下胶黏痰涎，共泻 3 次，热退，抽搐大减，日发作 7 次，为患病以来抽风最少的 1 天。紫纹退至风关，山根之青紫退去，神情萎顿，舌红，少苔，囟门闭合不良。热伤阴分，予大定风珠 3 剂：

龟鳖甲、牡蛎各 12g，生地、白芍、麦冬各 15g，天竺黄 10g，五味子、炙甘草各 6g，羚麝止痉散分 3 次量，蛋壳 3g（冲），竹沥 15mL（兑入），蛋黄 2 枚（药汁煎沸冲兑）。

1975 年 4 月 3 日三诊：2 个月内，上方加减进退共服 21 剂，诸症均减，体质改善，两目有神，已会笑，且牙牙学语。日前感风热，热退后痰鸣抽搐复作，神情又复痴迷。忆《伤寒类方汇参》云："柴胡加龙骨牡蛎汤，和解镇固，攻补兼施，能下肝胆之惊痰……"实本病之症结所在，正堪借重，并加潜镇坠痰之品：

柴胡、桂枝、生半夏、红参（另炖）、酒芩、酒大黄各 5g，黄丹 3g（绢包）、生龙骨、生牡蛎、珍珠母、生铁落各 10g，炙甘草 3g，鲜生姜 3 片，大枣 4 枚，竹沥 10mL（兑入），羚麝止痉散 2g（分冲）。

1975 年 5 月 14 日四诊：上方隔日 1 剂，共服 20 剂。每服均便下裹有白色脓状胶黏痰涎；至 17 剂时，便已黄软。神志大清，食纳大增。1 个月之内，每逢伤食（其母已无奶）则发 1～2 次。体质明显改善，由一个黑瘦小婴，变为一个小白胖子。因思肾为先天之本，主脑生髓，乃以血肉有情之品，培元固本，补肾督，益脑髓，化痰镇惊通窍，散剂缓图治本。

全河车、黄毛茸尖、蛋壳粉各 30g，羚羊角、全蝎尾、大蜈蚣、熊胆各 10g，麝香 5g，朱砂 5g。制粉，每日 3 次，每次 1g。

至 1983 年 2 月 5 日，患儿因伤食邀诊。询知上药治疗半年多，诸症均愈。

【编者按】

本案为一"先天性大脑发育不全症"患者，在省儿童医院无法治疗而返。中西医理论均认为该患者的病因在于先天发育的不足，但是西医对此病症的治疗由于缺乏显在直接的病因，而无法采取相应的治疗。

而中医不同，在脏腑和经络学说的指导下，认为该患者痰湿内阻，久病生风，属于风痰证。"正气存内，邪不可干；邪之所凑，其气必虚"。先天正气的虚弱，必然伴随有病理产物的出现。所以当邪气外感时，引动宿痰，而导致了风动之痉证。此属危重之症，临床失治往往酿成大患。李老治之，缓急相应，先以针刺开窍醒神促其苏醒，后以涤痰息风祛除邪气。然后以大定风珠益肾散风，柴胡加龙骨、牡蛎和解镇固，攻补兼施。有趣者为每次便下脓状胶痰，与我们辨别的风痰证完全契合。邪风得散，素痰得除，正气渐复，患儿也变为可爱的小白胖子。为巩固疗效，以补肾填精之品善后，遂收以全功。

【来源】

李可.李可老中医危急重症疑难病经验专辑.太原：山西科学技术出版社，2002.74-76.

【摘选者】侯中伟

【编按者】侯中伟

56　进行性肌营养不良（痿证）

> 小男孩步态不稳，容易跌跤，走路呈"鸭步"，左右摇摆……

【刘弼臣原案】

患儿周某，男，6岁，河南省洛阳人。

初诊日期：1993年5月20日。

患儿生后走路较其他正常小儿晚，5岁时家长发现步态不稳，容易跌跤，逐渐加重，步态不稳呈"鸭步"，左右摇摆。曾到北京协和医院检查，诊断为进行性肌营养不良，建议中药治疗，遂慕名来院就诊。

刻下症见：步态不稳，容易跌跤，纳食差，大便溏薄。查体：面色萎黄，行走呈鸭步，"翼状肩"，腓肠肌假性肥大，Gower征阳性。舌质淡，苔白，脉细无力。证属脾肾两虚，治疗宜以调补脾肾，强筋通络为法。

党参10g，黄芪10g，熟地10g，山茱萸10g，山药10g，茯苓10g，白术10g，白芍10g，蕲蛇肉10g，蜈蚣1条，川续断10g，杜仲10g，牛膝10g，制马钱子0.2g（分冲），焦三仙各10g。30剂，水煎服，每日1剂。

二诊：患儿面色已略见红润，纳食较前明显好转，大便基本成形，舌质淡红，苔薄白，脉细无力。见效不更方，上方30剂继服。并嘱其加强功能锻炼，配合按摩治疗。

三诊：患儿肌肉较前有力，摔跤次数明显减少，面色转红润，纳食正常，二便调，予自制复力冲剂，每次1袋，每日3次，长期服用，缓以图功。

［按语］

刘老认为，本病主因先天禀赋不足，后天调养失宜。治疗宜以调补脾肾，强筋通络为法。脾主肌肉，故以党参、黄芪、茯苓、白术健脾益气，养后天之本，则肌丰而有力；肾为先天之本，故以熟地、山茱萸、山药、川续断、杜仲、牛膝、白芍滋补肝肾，强腰壮骨；蕲蛇肉、蜈蚣、制马钱子活血通络，焦三仙消食健胃，以增进食欲。由于本病为慢性疾患，治疗宜注意守方，必要时可用散剂或冲剂，缓以图功，亦应当注意加强功能锻炼，配合按摩疗法，才能收到较好的疗效。

【编者按】

本案患者在北京协和医院诊断为"进行性肌营养不良"，确诊 1 年后建议中医治疗。现代医学认为，此病是原发于肌肉的遗传性疾病。病因是患者的基因异常，表现为受累骨骼肌肉的无力和萎缩，进行性加重，最终丧失行走能力，只能在轮椅上生活。西医认为：至今尚无特效治疗，皮质激素等免疫抑制剂效果不肯定，基因治疗仍有待研究。适当的体育锻炼等康复和整形手术仍是最常用的治疗方法。所以协和医院的医生推荐中医治疗。

本案中医辨证为虚证，既因先天禀赋不足，又因后天调养失宜。由于气血亏虚，不能充养四肢肌肉，阴液亏虚不能濡养经筋，长期全身气血不能正常流通，导致气郁、血滞、筋络痹阻，所以疾病表现为进行性加重。此病虽属先天基因异常，但是充养后天仍可以培育先天。故而非大补先、后天之本，不能力挽狂澜。所以在组方遣药上，既调补后天脾胃，又兼顾先天肝肾；滋阴补气之中兼有活血通络之品，譬如前有先锋开路，后有雄厚兵力缓缓推进，使药力直达全身四肢末梢。此用药如用兵之妙道也。然而在攻补的比例上，取决于病人的具体病情，此个体化方案在于中医诊病时的心领神会，包括对病机的明了、药力的把握、法度的掌控和临床经验的积累。这是中医师和西医师的不同之处。

【来源】

于作洋.中国百年百名中医临床家丛书·刘弼臣.北京：中国中医药出版社，2001.101-102.

【摘选者】马增斌

【编按者】陈松鹤

57　抽动－秽语综合征（风痰证）

> 小男孩因为精神过度紧张而出现眨眼、耸鼻，而后出现耸肩、摇头、喉中吭吭出声……

【刘弼臣原案】

王某，男，8岁，湖北省武汉市人。

1996年3月6日初诊。

患者于2年前由于精神过度紧张而出现眨眼、耸鼻，而后出现耸肩、摇头、喉中吭吭出声，遂到省医院就诊，曾做头颅CT、脑电图等均无异常。诊为"抽动－秽语综合征"，给予氟哌啶醇等治疗，症状时好时坏。今慕名来京求刘老诊治。

刻下症：眨眼，耸鼻，耸肩，摇头，喉中吭吭出声，性情急躁，骂人，纳可，二便调。舌红，苔黄腻，脉弦滑数。诊为肝风证，证属风痰鼓动，治宜调肺平肝，息风化痰。

辛夷10g，苍耳子10g，玄参10g，板蓝根10g，山豆根5g，木瓜10g，半夏5g，伸筋草15g，天麻3g，钩藤10g，黄连3g，蝉衣5g，僵蚕10g，大白芍30g，全蝎3g。20剂，并嘱停服西药。

二诊：诸症明显减轻，唯大便秘结，2日一行，上方加制大黄10g。

又以上方加减治疗3个月，痊愈。

［按语］

抽动－秽语综合征，刘老认为属肝风证。本源在肝，病发于肺，系风痰鼓动，横窜经隧，阳亢有余，阴静不足，平衡失制所致。治疗宜采用调肺平肝，息风化痰之法。方中辛夷、苍耳子宣肺通窍畅气机，玄参、板蓝根、山豆根清热解毒利咽喉，祛邪护肺安内宅，防止外风引动内风，更重要的是使肺金保持正常的功能状态。调肺可佐金平木，又可防肝木有余乘脾土，脾土不虚，痰湿难生，配合天麻、钩藤、白芍、蝉衣、半夏、僵蚕、全蝎等平肝息风化痰之品，相得益彰，风痰何以鼓动？本例收效，妙在调肺平肝。

【编者按】

抽动－秽语综合征简称TS，是一种儿童期起病的遗传性神经精神疾患。临床以多发性抽动、爆发性发声及猥秽语言、模仿言语伴奇癖生活方式为特征，呈复杂的慢性神经精神疾病的表现。西医学对该病的病因病机并不完全清楚，因而也就没有特异的对治方法。本案患者在湖北省医院经治效果不佳，病情反复，遂远上北京找刘老求诊。

《内经》云："诸风掉眩，皆属于肝。……诸气膹郁，皆属于肺。"中医学对此病的认识从脏腑虚实以及病邪性质入手，认为病位在肝、肺，病邪为风为痰。刘弼臣教授认为抽动－秽语综合征是一种本源在肝，病发于肺，风痰鼓动，横窜经隧，阳亢有余，阴静不足，动静变化，平衡失制的"风痰"证。认为病机演变总离不开"风痰"。

风有内风和外风之分。内风包括的范围相当广，如心火暴盛，肝亢冲逆，脾虚木亢，肾水不足均可导致"阴陷于下，阳亢于上"，风动化火，痰壅蔽窍，血随气逆，横窜经络，形成上实下虚，阴阳不相维系的病理变化。

痰不仅是指咯吐出来有形可见的痰液，还包括"无形之痰"（停滞在脏腑经络等组织中而未被排出的痰液）。痰饮多由外感六淫、饮食、七情内伤等使肺、脾、肾、三焦等脏腑气化功能失常，水液代谢障碍，以致水津停滞而成。痰饮形成后痰可随气机升降流行，内至脏腑，外至筋骨皮肉，形成多种病证。因此有"百病多由痰作祟"之说。如肺气失宣，水不布散，则气壅为痰；肝气郁结，疏泄失职，则气滞生痰；脾失健运，则津凝为痰；肾气虚衰，蒸化失职，则水泛为痰；三焦气化失司，则气结为痰。

因而本病的治疗应以疏肝调肺为法，即平肝抑木治内风，又疏肺通窍散外风。如此肝肺风邪得除，风痰鼓动不能，病证自然痊愈。本案的治疗再次体现了中医理论对疾病认识的深刻程度与高度概括。"知其要者，一言而终，不知其要，流散无穷。"抓住疾病病因病机的根本，就能够万举万当。

【来源】

于作洋.中国百年百名中医临床家丛书·刘弼臣.北京：中国中医药出版社，2001.6-7.

【摘选者】马增斌

【编按者】侯中伟

58 偏身汗出、跛行（痿证）

> 小男孩半身汗出，左下肢痿弱，西医治疗效果不明显，求助于中医……

【谢海州原案】

王某，男，8岁。

1985年8月10日初诊。

病史：患者于1984年8月无明显诱因出现右侧肢体汗出，左侧无汗，左下肢软弱无力，不能长行，长行则跛，肌肉轻度萎缩，左、右腿周径相差1cm，在中日友好医院、北京儿童医院就诊，考虑为"间脑病变"，查脑电图有中度异常及癫痫波，住院治疗效果不明显。

诊查：就诊时右侧肢体多汗，左侧无汗，行走200m即出现跛行，左下肢不能独腿站立，伴感觉迟钝，纳食尚可，口中和，二便调。首用桂枝汤加味以调和营卫，治疗1月余，左侧已有汗出，畏寒，余症同前。舌淡红，苔薄白，脉沉细无力。

辨证：肾阳亏虚。治法：补肾益精，壮阳起痿。

处方一：鹿角镑9g，紫河车9g，巴戟天9g，仙灵脾9g，熟地18g，山萸肉9g，杜仲12g，白芥子12g，补骨脂12g，骨碎补12g，薏苡仁18g，怀牛膝18g，羌活9g。水煎服，每日1剂。见效不更方，可继服多剂。

处方二：加味金刚丸、健步虎潜丸各1丸，每日2次。

治疗8个月，症状明显好转，左下肢行走有力，基本无跛行，上体育课能参加1500m长跑，左侧大腿周径较前增粗0.5cm，可独腿站立20秒钟。

【编者按】

现代医学把该病病机重点放在脑神经功能上，认为该病属于间脑病变。两家权威西医院检查发现有脑电图中度异常及癫痫波，更加证实问题确实与脑神经功能有关。西医主要从抗癫痫、营养神经、抑制大脑异常放电等方面治疗。但是临床治疗的无效，说明西医对此病在整体生命规律认识上还存在理论和临床的缺陷。

此案患者半身汗出，左下肢痿弱，跛行，为中医之"痿证"。《内经》对该病明确指出：治痿独取阳明。阳明为多气多血之府。气血充盛，筋脉肌肉得养，自然不会痿弱不用。偏身汗出，证似一阴一阳，对于营卫不和的桂枝汤证颇为符合，因此谢老首选此方，调和营卫，协调双侧功能，经过1个月的治疗，效果已显。余症未见好转，因此需要挖掘病根，治痿独取阳明。而冲脉隶属于阳明，冲脉为血海，同时为肾阳之气所生发。古人有一源而三歧之说。所以，从整体上看，本案关键在于肾阳不足，冲脉不旺，所以阳明不得充盛，因此导致气血不足、营卫不和，出现了上述症状。谢老固本求源，紧紧抓住临床核心，从肾论治，温阳起痿，治疗坚持不懈，终于取得了满意的疗效。

此案值得深思的有两点：一是要对中医理论加强信心；二是要有胆有识，坚持不懈。如果半途而废，那么也就无法说明中医理论的正确性，无法体现中医理论指导下的临床疗效。

【来源】

谢海州.中国百年百名中医临床家丛书·谢海州.北京：中国中医药出版社，2002.88–89.

【摘选者】侯中伟

【编按者】侯中伟

59　神经性尿频（淋证）

> 小女孩尿频 3 个月了，以致不能正常上学，遂求治于中医……

【祝谌予原案】

兰某，女性，14 岁，学生，病历号 C38644。

1978 年 1 月 23 日初诊。

主诉：尿频 3 个月。

患者于 1977 年 10 月中旬患感冒，高热，当地医院予庆大霉素治疗 5 天后出现尿意频繁，白天几分钟即尿 1 次，每日多达 140～150 次，但夜间入睡之后则尿频停止。多次尿常规检查均属正常，逆行肾盂造影检查亦无异常发现。发病以来进食很差，消瘦明显，以致不能正常上学，经协和医院神经内科诊断为神经性尿频，求治于祝师。

现在症状：尿频每日多达 150 次左右，但尿量不多。尿意不能控制，强行控制即觉小腹胀痛难忍，然寐后则如常人。小便淋漓不畅，腰痛腰酸，外阴瘙痛，乏力，头痛，脘腹胀满，畏寒足冷，口干思饮，月经尚未来潮。舌质红，苔白腻，脉滑。

辨证立法：膀胱蓄水，气化不利。治宜通阳化气，利水渗湿。以五苓散、萆薢分清饮、二草丹增损治之。

桂枝 10g，白术 10g，茯苓 25g，猪苓 10g，泽泻 15g，川草薢 15g，乌药 10g，石菖蒲 10g，补骨脂 10g，木通 6g，车前草 30g，旱莲草 15g。每日 1 剂，水煎服。

治疗经过：

服药 7 剂后，腰痛及外阴瘙痛消失，每日尿次减至 100 次左右，且尿量增加。再服 7 剂，每日尿次 80 次，有时能自控，口干，喜冷饮，便溏。舌红，苔白，脉细滑。仍守前法拟配丸药：

桂枝 30g，白术 60g，茯苓 60g，泽泻 30g，木通 30g，萆薢 60g，石韦 60g，丹皮 30g，白芍 30g，生山楂 90g，赤小豆 90g，生白果 30g，生黄芪 60g，炙甘草 30g。诸药共研细末，炼蜜为丸，每丸重 10g，每服 1 丸，每日 3 次。

上药连服 1 个多月，尿意能随意控制，每日尿次 17 次，余均告愈。嘱其带药返回当地继服，巩固疗效。

［按语］

肾主开阖又司二便，膀胱为津液之府，主气化，故凡小便失控或频数，中医多从温肾固涩为治。本案以尿意频频为主要见症，祝师认为辨证关键有二：若尿频伴尿量极多，小便通畅者，是属肾气不固，膀胱失约，水泉不止，宜用温补肾气、固肾缩尿法治之；若尿频伴尿量不多，小便不畅者，则为膀胱蓄水，开阖失常，气化不利，惟用通阳化气法治疗才能尿畅而尿次减少，倘仍用固肾缩尿法，只能越固越涩，癃闭之证在所难免。因此，祝师针对本案膀胱蓄水、气化不利之病机，采用通因通用治法，以五苓散为主通阳化气、利水渗湿，辅以萆薢，配补骨脂，一利一涩；石菖蒲配乌药，一上一下；车前草配旱莲草，一清一补，共奏温运阳气，化浊分清之功，而获药到病除之效。

【编者按】

西医对尿频的辨析首先要确定其病因，本例患者在协和医院诊断为神经性尿频，性质已经明确，但是没有疗效肯定的治疗方法。祝老运用中医的理论将尿频分为肾气不固，膀胱失约和膀胱蓄水，气化不利。本例即属后者，以通阳化气，恢复膀胱气化功能而获效。

【来源】

董振华，季元，范爱平，等.祝谌予临证验案精选.北京：学苑出版社，1996.69-70.

【摘选者】刘庆

【编按者】肖相如

60　膀胱癌（癥瘕）

> 他在服药至 102 剂的时候，精神好转；服药至 186 剂的时候，症状才首次消失；服药至 200 多剂的时候，才出现身体健壮的状态……

【贾堃原案】

马某，58 岁，干部。

1989 年 10 月 28 日初诊。

主诉：尿血 2 个月。

现病史：患者于 8 月 6 日出现无痛性血尿，在西安医学院第二附属医院住院，经病理诊断为膀胱移行细胞癌Ⅱ级，即行手术切除，术后膀胱灌注 3 次，血尿停止。后因全身疲倦乏力，于 9 月 30 日复查，诊为乳头状癌，于 10 月 16 日第 2 次手术切除。近来全身疲倦乏力，腰痛，出现血尿，经复查诊为"膀胱癌"复发。舌质暗红，舌苔黄腻，脉沉无力。

白茅根 30g，生黄芪 60g，猪苓 60g，全蝎 10g，蜂房 10g，山豆根 10g，瓦楞子 30g，料姜石 60g。同时服用平消片，每次 8 片，每日 3 次，温开水送服。

1989 年 11 月 11 日复诊：病情无变化。

方药：上方 12 剂，煎服法同上。同时服用平消片，每次 8 片，每日 3 次。

三诊、四诊（1989 年 11 月 25 日～12 月 6 日）：精神好转，腰痛减轻，血尿消失。

方药：上方 16 剂，煎服法同上。同时服用平消片，每次 8 片，每日 3 次。

1989 年 12 月 16 日五诊：病情稳定。

方药：上方 6 剂，水煎服。同时服用平消片，每次 8 片，每日 3 次。

六诊～十七诊（1990 年 1 月 6 日～6 月 27 日）：共来诊 11 次，服汤药 102 剂，症状逐渐消除，精神好转。

方药：上方 12 剂，水煎服。同时服用补金丸，每次 2 片，每日 3 次。

十八诊～三十一诊（1990 年 7 月 11 日～12 月 19 日）：共来诊 14 次，服汤药 150 剂，病情稳定。

方药：上方 12 剂，水煎服。同时服用补金丸，每次 2 片，每日 3 次。

三十二诊～三十九诊（1991 年 2 月 2 日～6 月 5 日）：患者精神良好，食纳正常。

方药：上方 12 剂，水煎服。同时服用补金丸，每次 2 片，每日 3 次。

四十诊～四十三诊（1991 年 7 月 29 日～10 月 21 日）：共来诊 3 次，服汤药 36 剂，症状消失，精神好转。

方药：上方 12 剂，水煎服。同时服用补金丸，每次 2 片，每日 3 次。

四十四诊～四十七诊（1991 年 11 月 11 日～1992 年 1 月 13 日）：精神佳。

方药：上方 12 剂，水煎服。同时服用补金丸，每次 2 片，每日 3 次。

四十八诊～五十二诊（1992 年 2 月 12 日～4 月 18 日）：来诊 5 次，病情稳定，精神好，食纳正常。

方药：上方 12 剂，水煎服。同时服用补金丸，每次 2 片，每日 3 次。

五十三诊～五十六诊（1992 年 8 月 1 日～11 月 28 日）：来诊 3 次，服汤药 36 剂，一切均好，身体健壮。

方药：上方 12 剂，水煎服。同时服用补金丸，每次 2 片，每日 3 次。

【编者按】

癌症是世界医学难题。攻克癌症恰恰成了世界医学界的攀登目标。对于确凿诊断的癌症病变，西医学的方法主要以手术、放疗、化疗为主。此外，尚无特殊的其他手段。对于放疗、化疗而言，往往"贼去城空"，癌细胞被杀灭的同时，人体正气也遭到了极大的摧残。导致这种现象的本质在于现代医学的对抗性治疗思想和手段。这种一对一的单一治疗思想，导致临床出现很多由治疗产生的继发问题。

中医学对于癌症的治疗当然也并不容易，但是中医学认为，任何事物的产生都有其内在的原因，癌瘤的出现，癌细胞的扩散，责之于人体整体功能的虚衰，同时责之于病理诱因和心身的整体失衡。因此，中医从理论上而言，可以治疗癌症，高明的医家熟悉癌症的病变规律，明了用药的法度和机理，能够直接有效地控制癌症的发展，产生奇迹。

贾堃先生就是这样的名家。本案经权威西医院确诊为膀胱移行细胞癌Ⅱ级，手术切除后很快复发。贾老处以中药配合平消片、补金丸，经过53诊，历时1年余，获得满意疗效。平消片是贾老多年的总结，具有攻坚破积、去息肉、蚀腐肉、解毒强心、利气止痛、健胃养血、健脾理气的功效。关键是可以推陈致新，强壮神经，促进组织及细胞的组成和结构的营养修复，纠正代谢紊乱，增强机体抗病能力，使癌细胞褪变，体积缩小或消失，或使癌细胞逆转。补金丸则具有壮腰补肾、通经化瘀、软坚散结、理气止痛、健胃强脾、疏肝解郁、培本强壮的功效。大病缓攻，宜坚持治疗，切不可中途而废。从本案可以看出，服药至102剂的时候，症状逐渐消除，精神好转。服药至186剂的时候，症状才首次消失，精神好转。服药至200多剂的时候，才出现身体健壮的状态。

【来源】
贾召编.中国百年百名中医临床家丛书·贾堃.北京：中国中医药出版社，2002.207-209.

【摘选者】侯中伟

【编按者】侯中伟

61 肝癌（癥瘕）

> 一位肝癌患者，经过9个多月的中医治疗，肝病终于得以恢复，检查
指标正常……

【贾堃原案】

姚某，男，28岁，农民，家住陕西省渭南县良田乡。

1980年9月25日初诊。

主诉：肝区疼痛、腹胀半年之久。

现病史：半年来肝区不舒，伴腹胀、乏力。1980年9月2日在渭南地区
医院检查肝功能，黄疸指数10U，转氨酶130mmol/L。9月8日同位素检查：
肝位置正常，弥漫性增大，核素分布欠均匀，肝右叶上外可疑一放射性稀缺
损区。省医院B超检查：肝上界6肋处，肋下7.5cm，剑下7cm，开大后见
密集微小波，反射波型迟钝，出波减弱；右侧胸腔7肋处，见液平段，侧卧
可见2cm液平段。

9月13日抽腹水600mL。腹水检查：氯化物620mg，蛋白3090mg，糖
125mg，细胞计数150，淋巴细胞占优势。同位素扫描：肝外形失常，肝位
置明显下移。报告结果提示：肝硬化，肝内占位疾病。

9月20日西安医学院第一附属医院检查：肝大，呈结节状。一般情况
差，无手术指征。同意肝硬化、肝新生物诊断。

现在症状：腹胀，食欲不振，小便不利，形体消瘦。肝肋下1cm，质较
硬，边缘不齐。脾大3cm。腹水征（＋）。舌质绛，苔白，脉沉细。

辨证：肝郁脾虚，水湿内停。治法：疏肝健脾，利水散结。

柴胡10g，白术20g，白芍15g，茯苓60g，猪苓50g，半边莲30g，半

枝莲 30g，瓦楞子 30g，郁金 15g，蜂房 10g，全蝎 10g，生甘草 3g。1 剂药煎 2 遍，合在一起，分 2 次服。

同时服用平消片，每次服 8 片，每日 3 次，温开水送下。

经 3 个月连续治疗，平消片坚持服用，服上方 100 多剂，腹水消失，肝大 2cm，脾未叩及。

又经过半年的治疗，症状消失。

1981 年 5 月 23 日陕西省人民医院复查，肝功能正常。超声波检查示：肝肋下 0.5cm。以后一直坚持服平消片。

1986 年底随访，身体健壮，已参加劳动。

【编者按】

现代医学对于肝癌的治疗，采取的方法包括手术、放疗、化疗、局部治疗、生物免疫治疗等，但是疗效并不理想。对于晚期肝硬化患者而言，肝脏移植是最好的办法，但仍然存在存活时间短、排异反应等问题。而中医学强调宏观整体，肝癌病变不仅要从本脏论治，同时也要兼及他脏的调治。

贾老对于肝癌有着深刻的认识，他认为正气存内，邪不可干。癌细胞的生存与增殖取决于我们自身的正气，肝为血脏，体阴而用阳。肝血失藏，肝体失柔，即可导致肝风内动，肝气郁结，以致肝体硬化等病变，最终变为肝癌。具体而言，肝癌的主要成因包括：第一，情志不舒，正气虚弱；第二，气机逆乱，瘀血阻滞；第三，饮食不节，郁毒内结。

贾老对肝癌不同时期的论治也有不同的治法。以清热解毒、软坚化瘀、疏肝散结、活血止痛、行气利湿等为治。多创平消片、金星散等治疗。本案肝癌以平消片和柴楞汤加减以治，平消片破瘀化癥，软坚散结。方剂以柴楞汤加减，其中，柴胡、郁金疏肝理气，解郁止痛；白芍养血柔肝；瓦楞子活血化瘀，软坚散结；白术、茯苓、生甘草和中健脾；全蝎、蜂房解毒消积；再增加半边莲、半枝莲败毒抗癌，利水清热。经过 9 个多月的治疗，肝病得以恢复，检查指标正常，随访健康。

【来源】

贾召编.中国百年百名中医临床家丛书·贾堃.北京：中国中医药出版社，2002.88-89.

【摘选者】侯中伟

【编按者】侯中伟

62 鼻咽癌（癥瘕）

> 此患者经过中医治疗，已经健康存活了 13 年之久……

【贾堃原案】

尹某，男，28 岁，渭南龙背乡安王村人。

1984 年 3 月 6 日初诊。

主诉：鼻塞、鼻痛 4 个多月。

现病史：1983 年 11 月左右自觉鼻塞，鼻痛，鼻孔流黄水，并发现右侧鼻腔有一小肿块，逐渐增大，鼻部疼痛增重。右耳听力减退，右侧面部感觉迟钝。食欲、睡眠均好。

1984 年 3 月 3 日第四军医大学第一附属医院检查：右鼻腔隆起，右鼻前庭有新生物，自上部起有坏死，质硬；右颈下淋巴结肿大，约 3cm×3cm，质硬，活动度差；右侧面部感觉迟钝。活检病理：鼻前庭未分化癌，颈下淋巴结转移。是时经渭南地区医院病理检查，诊为右鼻腔恶性肿瘤，恶性肉芽肿。3 月 5 日行放射治疗，症状反而加重，早晨起床后稠涕多，其他各症同前，停止放疗。舌暗红，苔黄腻，脉细弦数。

辨证：肺脾灼津，虚热毒蕴。治法：清热透脑，通塞止痛，扶正祛邪。

辛夷 12g，苍耳子 10g，山豆根 10g，蜂房 10g，郁金 15g，全蝎 10g，茜草 15g，黄芪 60g，生甘草 3g。水煎，每日早、晚分服。

同时服用平消片，每次 8 片，每日 3 次，温开水送下。

1984 年 4 月 2 日复诊：服药后，各症减轻。近 2 日发热，鼻出血。舌红，苔白，脉细数。

方药：上方去郁金，加金银花 30g，白茅根 60g，水煎服。

1984年4月15日三诊：服药后热已退，鼻仍出血。舌脉同上。

方药：3月6日处方去茜草，加土贝母15g，白茅根60g，仙鹤草60g，水煎服。

1984年5月11日四诊：各症无明显变化。舌脉同上。

方药：3月6日处方加苍术10g，蜈蚣1条，水煎服。

1984年10月25日五诊：病情稳定。舌苔白，脉缓。

方药：3月6日处方加瓦楞子30g，黄药子15g，重楼10g，水煎服。

1985年4月25日六诊：症状消除，精神佳，已能正常劳动。舌微红，苔薄白，脉缓。

方药：在上方基础上加丹参30g，党参30g，水煎服。

1986年4月23日七诊：照上方服6剂后，停服汤剂，继续服平消片，每次8片，每日3次。病人已恢复正常。

1997年随访，病人尚健在。

【编者按】

鼻咽癌主要因为情绪变化，情志不舒，伤及内脏，抵抗力减弱，不能适应外界环境变化，病毒侵入，或者由于抽烟、饮酒，或鼻咽部疾病而引起。初起为鼻塞、少量鼻血等症，往往被忽视，进展后鼻窍症状加重，并出现耳鸣、耳聋等耳窍相关疾病。

贾老论治以平消片为基础，兼以服用豆果丸、苍辛银豆汤等。本案鼻咽癌患者以清热透脑、通塞止痛、扶正祛邪为大法。采用平消片和苍辛银豆汤加减治疗，方中重用黄芪60g，大补脾气，山豆根、茜草利咽消肿，活血解毒；苍耳子、辛夷通透鼻咽；蜂房、全蝎软坚化瘀，消炎攻积；生甘草少许以和药调胃。诸药合用，疗效不凡。然而中医治疗的灵魂是辨证论治，本案在七诊过程中，每次都随症加减，以期完全符合患者身心状态不断变化的需要，因此才能凸显效果。到1997年随访时，患者已经健康存活13年之久。

【来源】

贾召编.中国百年百名中医临床家丛书·贾堃.北京：中国中医药出版社，2002.133-135.

【摘选者】侯中伟

【编按者】侯中伟

63　骨瘤与骨癌（骨痨）

> 患者经过 2 年多的治疗，共服汤药 520 多剂，现在肿块消失，行走自
如，身体完全恢复……

【贾堃原案】

张某，男，24 岁，西安市延光机械厂工人。

1980 年 2 月 6 日初诊。

主诉：左臀下部出现肿块 1 年余。

现病史：患者左腿痛，进行性加剧，活动受限，已有 1 年。经西安市红
十字会医院检查，病理报告为软骨肉瘤。患者拒绝手术治疗，经放射治疗，
肿块未见消退。X 线片显示：左侧坐骨软组织块影，骨膜受累。

现在症状：左腿疼痛，行走困难，持双拐可走动。伴有腰痛，乏力，饮
食欠佳。局部可叩及直径 5cm 的肿块。大便正常，小便频数。舌红，有痕
斑，苔白，脉弦。

辨证：瘀痰结聚，肾气不足。治法：补肾化瘀，通络散结。

黄芪 100g，威灵仙 30g，补骨脂 30g，延胡索 15g，瓦楞子 30g，山豆
根 10g，仙鹤草 60g，蜂房 10g，全蝎 10g，蜈蚣 2 条，枸杞子 30g，生甘草
3g。1 剂药煎 2 遍，合在一起，分 2 次服。

同时服用平消片，每次 8 片，每日 3 次，温开水送下。

患者经过 2 个多月的治疗，局部肿块明显缩小，但仍感腿痛，活动受
限。舌象、脉象同前。

方药：上方加三七 6g，乌蛇 10g。煎服法同前。

患者经过 2 年多的治疗，共服汤药 520 多剂。X 线片复查：骨膜已修复，

肿块消失。患者行走自如，并可跳跃活动，但下蹲仍有不便。

又经过1年，患者间断服用汤剂，身体完全恢复，已上班工作。

1986年8月16日复诊、复查均正常。

【编者按】

骨瘤，包括原发性与转移性两大类。原发性骨瘤良性较多，预后较好；转移性骨瘤均为恶性，恶性骨瘤以骨肉瘤最为常见。骨肉瘤又称骨生阴毒，属于中医"骨痨""肾虚劳损"的范畴，恶性极强，进展快，转移早。因此，对于该病的早期治疗非常重要。

目前，对于骨瘤的治疗多数是早期截肢、放疗、化疗及中药治疗。贾老对骨瘤的治疗方法是：活血化瘀，软坚散结，止痛消肿，提高免疫功能。开始一般服平消片或金星散。发生于上肢的，兼用自拟海藤丸或藤枯汤；发生于下肢的，兼用海豆丸和莪膝汤；症状复杂需要辨证用药的，用灵骨汤、透仙汤、寄补汤加减。

本案为下肢骨瘤，取海豆丸化裁，方中去海藻，重用黄芪为君药，扶正气，行血气。行攻补兼施之大法，采用全蝎、乌蛇、山豆根、延胡索清热解毒，止痛通络；补骨脂、威灵仙、枸杞子补肾养血，通经活络；瓦楞子、蜂房、仙鹤草解毒消积，化瘀软坚；小量甘草调和诸药，共奏破积消坚的奇效。

本案共服药500剂以上，前后治疗3年，6年后随访健康，各项检查恢复正常。

【来源】

贾召编.中国百年百名中医临床家丛书·贾堃.北京：中国中医药出版社，2002.161–162.

【摘选者】侯中伟

【编按者】侯中伟

64　淋巴瘤（恶核）

> 此患者共服汤药 432 剂，平消片 110 瓶，来诊 70 次，最后症状消除，包块消失……

【贾堃原案】

王某，男，52 岁，临潼区人，干部。

1981 年 3 月 4 日初诊。

主诉：颈部发现包块已有 3 年。

现病史：患者 1978 年发现两侧颈部包块，1980 年到临潼区医院切片活检为"淋巴肉瘤"，化疗 1 个疗程，因副作用大而停止。现腹股沟淋巴结及腋窝淋巴结肿大，低热，一般为 37.2℃左右，心慌，颈下包块疼痛。舌暗紫，有瘀斑，舌苔白，脉弦细，尺脉濡。治宜软坚散结，疏肝解郁，清热解毒，理气止痛。

昆布 12g，海藻 12g，牡蛎 30g，丹参 60g，瓦楞子 30g，山豆根 10g，山慈菇 30g，郁金 15g。

同时服用平消片，每次 8 片，每日 3 次，温开水送服。

1981 年 3 月 11 日复诊：服药后纳可，口干，其他无异常。

方药：上方加天花粉 30g，煎服法同上。同时服用平消片，每次 8 片，每日 3 次。

1981 年 3 月 18 日三诊：服药后精神好转，热已除，右侧颈部包块疼痛减轻，腹股沟淋巴结及腋下淋巴结包块疼痛消失，二便调。上方加减共服 432 剂，平消片 110 瓶，共来诊 70 次。症状消除，包块消失。

1989 年 11 月 2 日因中耳炎、耳膜下陷、听力差来诊，前病已愈。

1990 年随访健壮。

【编者按】

淋巴瘤是发生在淋巴网织细胞的恶性肿瘤，一般位于淋巴结内，主要症状为淋巴结肿大。因淋巴网织细胞广泛分布，淋巴瘤亦可发生在淋巴结外或发生于淋巴系统以外。临床分为何杰金氏淋巴瘤（HL）与非何杰金氏淋巴瘤（NHL）两大类。青壮年多发，男性多发于女性。目前对于淋巴瘤的治疗现代医学尚无特效。

中医将之称为"恶核""石疽""痰核""失荣"等，属于阴疽的范畴。多属于情志郁结、寒痰凝滞、毒陷阴分或寒凝气结、风热血燥、病发五脏、脏腑亏损、气血亏虚、阳气不足，为阴为里，属冷属虚。

贾老对恶性淋巴瘤的治疗，根据专方专药的原则，发病初起可在平消片、金星散、参石丸、补金丸、参楼散等方中选出一种与雄藻丸并服，其临床思路是：软坚散结，温阳解毒，燥湿消结，消坚破积，化痰解凝，开结疏风，活血化瘀。

本案即采取此思路治疗，服用平消片消瘤化瘀，同时采用雄藻丸加减软坚散结。方中海藻、昆布、瓦楞子消坚破积；山豆根、山慈菇、丹参清热解毒，活血消痛。诸药合用，使瘀坚得破，经络得通，流痰得除。本案患者前后服方 432 剂，平消片 110 瓶，共来诊 70 次，可谓持久论战并取得了最后胜利，一般肿瘤患者均需有耐心与信心。

【来源】

贾召编.中国百年百名中医临床家丛书·贾堃.北京：中国中医药出版社，2002.169–170.

【摘选者】侯中伟

【编按者】侯中伟

65　胃癌（癥瘕）

> 本案治疗除验方以外，还饮用鲜鹅血为治，结果表明鹅血具有显著的抗肿瘤效果。

【张梦侬原案】

魏某，男，58岁。

主诉：患胃病30年。

现病史：患者30年前即发生胃痛，反复发作。1972年5月感觉上腹部不适，隐痛，食量逐渐减少，饭后上腹部饱胀，晚间突然发生呕吐，吐出物为食物及酸水，严重时带血丝，某铁路医院疑为胃幽门梗阻。于1973年10月21日，因上腹部疼痛、呕吐加重，急诊入河南省人民医院，外科诊断为幽门梗阻、幽门窦部癌。

治疗经过：

入院检查：一般情况良好，无明显恶病质，腹部平软，未见肠型，剑突下有压痛，未触及肿块，上腹部有震水音，肝脾未触及。于1973年10月22日行上消化道钡餐检查，报告为胃窦部大弯侧充盈缺损，边缘不整齐，确诊为胃幽门窦部癌。于1973年10月25日行剖腹探查术，术中见肿瘤如拳头大，位于幽门窦区，肿瘤已侵犯十二指肠、胰头及肠系膜根部，肠系膜根部有增大之淋巴结，术中经主任医师、主治医师多人会诊，肿瘤已不能切除，故仅施行胃改道手术，行结肠后胃空肠吻合术。

患者1973年11月10日出院。1974年初觉胃中渐有不适，于3月5日行抗癌治疗。①先用5-氟尿嘧啶250mg×80支；②后加用噻替哌10mg×30支。用上药后病情仍逐渐恶化。

1974 年 4 月 8 日到新乡铁路医院就诊，就诊时腹痛，腹胀，进食后呕吐。体质明显消瘦，左锁骨上可触及增大之淋巴结，上腹部可触及较大之肿块（大小未记载），质坚硬，表面不光滑。诊断为：胃癌手术后广泛转移，已属晚期，无法治疗。给予止痛剂及支持疗法返家，家属失望，只好将病人接送回家。但病情继续恶化，腹痛急剧，进水后立即呕吐，体质消瘦更加明显，卧床不起，全身浮肿。

患者于 1974 年 8 月 5 日开始按湖北中医学院张梦侬老师 1974 年在广州《新中医》杂志第 3 期报道的"胃癌治验一例"的治疗方案进行治疗。1974 年 9 月 16 日复查，腹痛明显减轻，食欲好转，不呕吐，全身浮肿减轻，上腹部肿块明显缩小变软，压痛已减轻，左锁骨上淋巴结未能触及。按上药每日 1 剂，饮白鹅血 5 日 1 次，计划坚持 5 个月的治疗。

目前情况：于 1974 年 12 月 6 日至郑州市第三人民医院就诊。病人自述，除头昏外，无任何痛苦感，每日能进食 0.5kg 以上，每天早晨能打太极拳，上街买菜，协助家务劳动。体重由 51.5kg 增至 74kg。

检查：病人一般情况好，全身浅淋巴结均未能触及。腹部伤口愈合良好，稍胀，肝脾未触及，右上腹未触及肿块。于 1974 年 12 月 9 日行上消化道钡餐检查，结果显示：胃肠吻合术后，胃内无残食，吻合口通过顺利，胃体蠕动尚好，胃窦部钡剂未充填，十二指肠及幽门无法观察肿瘤情况。

预约行胃镜检查，进一步观察肿瘤消失情况。

【编者按】

患者胃癌确诊，经河南多家医院诊断无误，经治疗迁延两年而至晚期，回家调理。偶见张老治胃癌一则验方，侥幸一试，竟然得以恢复。中医认为癌症可软可散，瘀结可破可通，病虽久而仍可治，功效缓而尚可图。临症以扶正破邪为法，善加调理，提高生活质量，延缓病人寿命是完全可以的。如果用药精当，辨证精妙，起死回生之事也非虚言。本案就是如此，经服药后每日可进食 0.5kg，体重增加 22.5kg，可以正常活动。不仅如此，经检查胃肠吻合良好，胃体蠕动尚可，未见淋巴肿大。

本案治疗除验方以外，还饮用鲜鹅血为治。鲜鹅血，为鸭科动物鹅的血，以华东、华南地区饲养较多，羽毛白色或灰色，入食以白色为佳。中医认为，本品性味咸、平，入心、肝、肾经，有补血、活血、解毒之功，适用于噎膈，反胃，闭经等症。《名医别录》言其"中射工毒者饮血，又以涂身"。《本草纲目》言其"解药毒"。《本草从新》言其"愈噎膈反胃"。《本草求原》言"苍鹅血，治噎膈反胃，白鹅血，能吐胸膈诸虫血积"。

哈尔滨医科大学肿瘤研究所的科研人员对小鼠肝癌腹水细胞、纤维肉瘤进行的抑制实验结果显示，生鹅血及冻干鹅血粉确有显著的抑癌作用，对升高病人白细胞、改善症状及延长生存期有一定的疗效。为证实鹅血的抗肿瘤作用，哈尔滨医科大学肿瘤研究所选用北方鹅血，对纯系昆明小鼠肝癌腹水细胞、纤维肉瘤等移植实体瘤进行了抑瘤实验研究。结果表明，生鹅血及干冻鹅血粉均有显著的抑瘤效果，且后者的作用更佳。

此处可以看出，中、西医药各有所长。中医重在恢复身体功能，但西医的手术治疗也起到了关键的作用，为患者延缓生命赢得了宝贵的时机。

【来源】

俞良栋.中国百年百名中医临床家丛书·张梦侬.北京：中国中医药出版社，2002.205-207.

【摘选者】范原刚

【编按者】侯中伟

66　肺癌，伴肺气肿、肺不张
（咯血、肺积）

> 像这种虚实寒热夹杂的病患，治疗以滋阴化痰、降气散结、排脓解毒为主，在补正方面多重滋阴，妙用蜂蜜以护胃气，收到奇效！

【张梦侬原案】

彭某，男，46 岁。

1969 年 4 月 17 日初诊。

主诉：肺部肿瘤，已发现半个月。

现病史：患者 1969 年元月初因感冒咳嗽，至 2 月中旬发生寒热，入夜咳甚，时作干呛，延至下旬，则咳泡沫痰，痰中带血丝，恶臭。继则咳吐鲜血，并发高热，经当地医院治疗，症状有所减轻，但痰血交混，每夜吐鲜血七八口，3 月 25 日拍片检查，怀疑肺癌。

于 3 月 31 日转汉口铁路中心医院，经胸透拍片，诊断为左上肺气肿、左下肺不张、肺肿瘤。住院治疗半个月，疗效不显，每日潮热，咳嗽，咯腥臭脓血浊痰，伴形瘦神疲、胸闷气弱、纳少乏力，因来就诊。

检查：患者呈重病容，形体干瘦，精神萎靡，声低气弱。舌红，苔黄腻，脉弦细而数。3 月 31 日胸透拍片示：左肺中部呈横椭圆形暗影，上界不清晰，近肺门处稍浓密，诊为左上肺气肿，左下肺不张，疑为肺肿瘤引起之阻塞。

分析：热郁上焦，化燥伤阴，损伤肺络，肺失宣降，故潮热，咳吐臭脓血痰；燥热与气血痰毒搏结成块而化为肿瘤；消灼气血，故形瘦神疲，胸闷气弱，纳少乏力。

中医诊断：咯血、肺积。治则：当以滋阴润燥、清肺化痰、败毒凉血、散结软坚为主，佐以抗癌之品。

南沙参、薏苡仁、昆布、海藻各15g，天门冬、川贝母（研细分冲）、杏仁、旋覆花（布包）、紫菀、百部各10g，蒲公英、地丁各25g，白茅根30g，白花蛇舌草、蜂蜜（后加）各60g。加水5磅，熬至1.5磅，去渣，然后加蜜入药汁中熬和，每日4次服完。

1969年5月14日二诊：服上方26剂，于4月18日（服药前）胸透复查，结果左肺中部影较3月25日显著增大，此影之下界粗糙，上界不清，左4肋前端处之肺内有新出现结节影。影像提示"肺癌"。

患者述初服药5剂后，身热全退，脓血腥臭浊痰亦清，精神好转，饮食增加。5月3日请胸外科医生会诊，看了4月18日胸部平片后认为，肺癌不能排除；又经武汉医学院附属第二医院内科会诊，诊断为肺癌。5月13日，再经正侧位拍片对照，病灶明显缩小。现自觉小腹作胀，时欲大便，而每日仅解1次，虚坐努责，鼻燥口干，不欲饮水，每日正午肢体震颤，苔白不润，舌质鲜红，脉仍弦数。此为燥邪伤阴过甚，元气津液大虚。原方加百合25g。

1969年6月13日三诊：以前所有症状基本消失，因连续服二诊方20余剂，于5月17日、5月20日、5月22日、6月9日，多次正位、斜位、侧位拍片，左肺中部暗影明显缩小，原来空洞已形成网状组织。认为病已向愈，院方嘱于6月底出院。

自觉容易感冒，有时干咳牵引胸痛，头晕，心慌，右胁时痛，两下肢轻度浮肿，脉缓细濡，乃邪退正虚，气液未复。拟益气增液、养阴润肺之法，调理善后。

南沙参、白茅根、薏苡仁各15g，橘络、白芍、柏子仁、杭寸冬、款冬花、粉甘草、桔梗、杏仁、川贝母（研细分冲）各10g。加水3磅，熬成1磅，每日1剂，分3次饭前温服。

休息1日，再按法续服，至完全恢复健康为止。

附记：同年12月湖北医学院附属第二医院肿瘤科，曾组织一个研究小组，亲见彭某本人，知其早已上班工作，身体健康。并至汉口铁路中心医院查阅全部病历及照片，认为肺癌治愈。近期疗效非常满意。

随访4年，彭某之身体健康无异。

【编者按】

本案患者在汉口铁路中心医院诊断为"肺癌"，并经过多家医院会诊认为肺癌不能排除。由于当时的医疗条件限制，并未进行纤维支气管镜和病理等检查。经过医院治疗半个月后，潮热、咯血等症状并未改善。

本案中医辨证为虚实寒热夹杂的肺积症，治疗以滋阴化痰、降气散结、排脓解毒为主。在补正方面多重滋阴，沙参、天冬清肺养阴，妙用蜂蜜以护胃气，且有补中益气、润肺和营之效，使用杏仁、旋覆花开肺降气。在祛邪方面，紫菀、百部止咳化痰，公英、地丁清热解毒，川贝母、昆布、海藻散结软坚，薏苡仁利湿排脓，白茅根清肺蕴热、凉血止血。服药后症状消失，肺部阴影明显缩小，二诊时出现气阴两虚的症状，加用百合以润肺益气，三诊时阴影基本消失，益气增液以善后，并改用隔日服药以护胃气，随访4年仍健康。说明中药治疗效果肯定。

中医的肺癌治疗以攻补兼施，扶正祛邪为原则。补正方面根据病人体质和病情的不同，分为补气、补阴和气阴双补；祛邪方面也根据具体的病情，包括止血化痰、排脓解毒、活血化瘀、散结软坚等；而调畅气机则是顺应肺脏气机的运行规律，使各种药力浑然一体、各至其所、各尽其力。

随着病情的变化，攻补之力灵活调整，配合得当，使病愈而不伤正，此为中医治疗的最终目的。凡长期服药治疗的疾病，时时注意保护胃气，在此病案中得到充分的体现。

【来源】

俞良栋.中国百年百名中医临床家丛书·张梦侬.北京：中国中医药出版社，2002.207-209.

【摘选者】范原刚

【编按者】陈松鹤

67　蝶鞍瘤（头风）

> 对于此类疾患，西医治疗以手术为主，放疗和化疗为辅。由于该病患未接受手术治疗，在接受放化疗后病情也未见好转，反而有加重的趋势，故而求助于中医……

【张梦侬原案】

谢某，男，38岁。

1969年7月11日初诊。

主诉：头痛6年。

现病史：1963年春，患者出现头痛，发作无时。当年5月，转为左偏头痛，经宜昌地区人民医院检查，疑为垂体肿瘤。后转武汉医学院附属第二医院拍片检查，亦疑为蝶鞍瘤。均未做治疗，也未收住院，因来就诊。自觉痛从脑后左侧相当于风池穴处起，循脑空穴上行前至于左颞部。状如针刺，抽掣，常痛不休，午后更剧。左眼时有热气蒸腾感。

检查：脉象弦滑而数，苔白厚腻，舌稚嫩、色红。分析：根据脉舌症征与疼痛部位，乃肝阳夹痰饮上犯。然无论患何种肿瘤，当先治其头痛。

中医诊断：头风。治法：滋阴潜阳，柔肝息风，涤饮化痰，消肿散结。

制首乌、白芍、女贞子、磁石粉、泽泻、龙骨粉、牡蛎粉各15g，杭菊花、白蒺藜、石斛、黑豆皮、青葙子各10g，珍珠母粉、制龟甲各30g。共5剂，加水5磅，熬至1.5磅，每日分4次温服。

1969年7月17日二诊：服药后，头痛显著减轻。因未忌发物，食虾后头痛加重，初诊方去黑豆皮，加海藻、昆布各15g，蒲公英、地丁各30g。用法同前，5剂。

1969年7月22日三诊：头痛减半，二诊方加天葵子15g。

1969年7月30日四诊：痛减十分之七，如安静不动则痛全止，如用力或用脑过度，则痛发如前，以本方加抗肿瘤之品。

生首乌、龙骨粉、牡蛎粉、制龟甲、珍珠母粉、磁石粉、白茅根、夏枯草各30g，杭菊花、关蒺藜、白芍、女贞子、昆布、海藻各15g，白花蛇舌草60g。加水8磅，熬至2磅，去渣，加蜜60g，熬和，分2日6次温服。

1969年10月21日五诊：连续服七诊方至8月下旬，左侧头痛与压重感基本消失，患者为了加速根治达到痊愈，于8月底入湖北医学院附属第二医院肿瘤科，用钴放射及环磷酰胺注射，与中医埋针疗法等同时进行。

至10月6日拍片复查，与9月26日片及以前3片对照，发现蝶鞍后床破坏较前明显，鞍底改变同前。因用上述方法治疗，已停服中药50天。现在自觉头部左侧疼痛，眩晕，失眠，两眼有火热感，视物不清。症状较前加重，因来复诊，仍宗平肝潜阳、化痰涤饮、软坚散结、解毒消肿之法。

金银花、夏枯草、蒲公英、地丁各30g，野菊花、天葵子、煨三棱、莪术各10g，海藻、昆布、煅龙骨、煅牡蛎各15g，白茅根、白花蛇舌草各60g。用法同前。每剂加60g蜂蜜，30剂。

1969年12月27日六诊：上方只服8剂，头痛、眩晕、失眠等症皆大见好转，要求改制丸剂，便于常服。

制首乌、金银花、地丁、蒲公英、夏枯草、煅龙骨、煅牡蛎、制龟甲、女贞子各120g，海藻、昆布、天葵子、菊花、煨三棱、煨莪术、杭白芍、关蒺藜各100g，白花蛇舌草500g，仙鹤草250g。上药共炒，研极细，炼蜜为丸，如梧桐子大，每次50丸，每日2次，空腹时用白茅根煎水送下。

忌各种鸡肉，鹌鹑肉，猪头肉，牛、羊、狗肉，鲤鱼，黄颡鱼，鲶鱼，虾、蟹及辣椒、芫荽、葱、韭、薤、姜、花椒、胡椒等调料，忌一切发疮动火之物，特别是酒类，更应禁绝房事。

1970年2月18日来信云：服丸药症状续有好转，要求再将丸方加以改进，加速疗效，复信在方中另加杭菊花、桑叶各120g，为丸常服。

1970年9月27日七诊：连续服丸药至现在，本月15日在武汉医学院附属第二医院复查，头项侧位片，蝶鞍侧位片，与以前各次片比较，头颅骨质正常，蝶鞍大小正常。从拍片结果来看，本病已基本好转。惟自觉头部左侧有时仍痛，且性欲减退，乳腺发达，此乃垂体肿瘤尚未根本痊愈，按照当年2月18日丸方加炒枳实、苦丁茶、杭白芍各60g为丸，继续按法常服。

1971年5月22日来信：要求加快疗效达到根治，将丸药加以改进。

制首乌、夏枯草、金银花、炒橘核、地丁、蒲公英各120g，天葵子、白蚤休、浙贝母、煨三棱、煨莪术、炒枳实、野菊花、海藻、昆布、赤芍、当归尾各60g，藁本30g。共末蜜丸，服法同上。

1971年11月26日八诊：上述症状基本消失，昨日在武汉医学院附属第二医院复查，拍片与原片对照，蝶鞍尚有轻度改变，余皆正常。查视力尚可。

据此，本病已基本治愈。嘱按当年5月22日丸方继续服至痊愈为止。另拟一汤方，配合丸剂，每月6剂，2日1剂，休息3日，如此每月照法服用，以竟全功。

生首乌、珍珠母粉、地丁、白茅根、蒲公英、夏枯草各3g，海藻、昆布各15g，赤芍、天葵子、野菊花各10g。

1974年1月，为了总结肿瘤疗效，去信询问。患者于当年2月25日回信称：自1969年8月10日放疗和化疗及埋针等法无效后，下决心改服中药。于1971年11月八诊后，由秭归县转回广西灌阳县，除用了几十支喜树碱针药注射外，再未用其他药物，现已停药1年余。

病情是：左侧头部集中于一处疼痛的情况减少了，但有时还有些痛，睡一会就好了，有时基本不痛。关于眼的视力，视野无问题，就是有时流热泪，流了觉得舒适。身体仍是白胖，性欲全无，近来左边嗓子不适，经检查为甲状腺功能低下，心血管动脉早期硬化等，要求再用中药方治疗。根据上述病情，肯定是垂体肿瘤的后遗症状，拟仍宗六诊方加黄药子、白药子各200g，共末蜜丸，终年常服。

注：本节蝶鞍瘤患者症状，主要表现为左偏头痛6年不愈，左颞及后脑部牵引痛，痛如针刺，并致左眼发热，头左半侧有非常沉重压闷难名之感。从初诊至今，断续服药2年多，病情几经反复，现已大见好转，接近治愈，但尚未根除。

本病经西医检查确诊为蝶鞍瘤，根据中医学理论分析，属于痰饮与气血燥毒郁结、肝阳亢而上冲，所以在中药治疗方面，除用滋阴潜阳、柔肝息风、涤饮化痰之品外，也应加入活血化瘀、软坚散结、消肿解毒之品。故以夏枯草、白茅根、仙鹤草（即石打穿）、白花蛇舌草为治瘤主药；佐以化痰利气、软坚散结之枳实、橘核、海藻、昆布、三棱、莪术、天葵子等；消肿败毒之金银花、蒲公英、地丁等；滋阴潜阳、镇逆平肝之龙骨、牡蛎、龟甲、磁石、泽泻、珍珠母粉；再加养阴柔肝、息风清火之制首乌、白芍、女贞子、青葙子、白蒺藜、冬桑叶、苦丁茶、甘菊花、黑豆皮、石斛等；更加养血和气能治头痛之当归；藁本引诸药上行。

【编者按】

本案患者确诊为"蝶鞍瘤"，西医以手术治疗为主，放疗和化疗为辅。由于当时病人未接受手术治疗，在接受放化疗后病情也未见好转，反而有加重的趋势，故而求助于中医治疗。

本案患者以"偏头痛"发病，疼痛部位属于胆经循行部位，疼痛午后加重，结合舌脉，考虑此病虚实夹杂，既有实火上冲，又阴虚不能潜阳。以首乌、白芍、女贞子、石斛、黑豆皮等滋肝阴，以龙骨、牡蛎、龟甲、磁石、珍珠母等潜肝阳为主要治法，配以金银花、蒲公英、地丁、白花蛇舌草等清热解毒，白茅根、夏枯草等凉血泻火，治疗效果明显。病人经西医治疗无效，反有加重趋势时，六诊中急以清热解毒、活血化瘀、软坚散结为主，待症状好转后，继以恢复养阴潜阳以图治本。用药标本缓急、主次分明、丸汤并用、井然有度。

病人治疗过程中，曾因食虾后头痛加重。中医理论非常注重药物与饮食的配合，凡有火证出现的疾病中，禁忌食用发物，发物即本案中所列举的诸肉类、海鲜和调料等，因其具有发散火邪的作用，导致病情加重。且中医养生中，认为患病时应该禁绝房事，因为房事耗伤正气和阴液，不利于疾病的恢复，甚至导致正不胜邪而病情加重。由此可见，中医的养生、预防和治疗疾病都是紧密联系在一起的。

【来源】

俞良栋.中国百年百名中医临床家丛书·张梦侬.北京：中国中医药出版社，2002.215–219.

【摘选者】范原刚

【编按者】陈松鹤

68　腮腺渗液瘤（癥瘕）

> 患者本人亦是西医师，得知患了恶性肿瘤，十分绝望，进而转求中医……

【廖蓂阶原案】

马某，女，32 岁。

1960 年 6 月至 7 月门诊治疗。

患者在 2 月时，忽然发现右项有淋巴结核，大小 5 枚，继而右腮之内、牙龈之上发现一肿瘤，日渐长大，发展迅速，渐大如胡桃，充塞满口，妨碍饮食，并且痛引右耳心及头部，两目昏花，精神衰惫，痛苦不堪。经四川医学院肿瘤科检查化验，确定为腮腺渗液瘤（属于恶性）。检查之后，无良好治法，只有手术治疗取下腮骨，但其法危险，未敢尝试。患者本人亦是西医师，闻该科之言，十分绝望，不得已转求中医。

查其颈上淋巴结累累如贯珠，牙龈与右腮之间，肿瘤大如胡桃，据称其瘤日日发展，不能进食，又痛引右侧头耳；形容苦闷，身体畏寒，诊其脉，微弱无阳，六脉皆虚。此阴寒中于少阳，络道瘀积而成肿瘤也，活络解结汤主之。

潞党参八钱，黄芪一两，秦当归五钱，赤芍三钱，广木香二钱，香附三钱，红花二钱，桃仁三钱，木通三钱，血通三钱，花通二钱，细辛一钱，威灵仙三钱，川乌、草乌各三钱，天雄一两，上桂二钱，夏枯草一两。

二诊：服用 5 剂，颈上淋巴结已消其三，尚余大者 2 枚。腮内之肿瘤，原如胡桃，已缩小如樱桃。症已好转，惟近日右耳心及右侧头部俱痛，乃厥阴虚风内动，上犯清窍，暂停前药，以柔肝息风潜阳为治，给予自制巽和汤加减。

熟地八钱，山萸肉四钱，首乌五钱，龙骨一两，牡蛎一两，怀山药六钱，沙苑子四钱，桂圆肉四钱，茯苓三钱，五味子三钱，黑附子三钱，补骨脂三钱，牛膝三钱，枸杞子四钱，炙甘草二钱。

三诊：5剂后，头耳之痛已止，仍服活络解结汤。

四诊：又服活络解结汤10余剂，颈上之结块已完全消散，腮内之肿瘤缩小如豆。脉仍微弱，气血两虚，再予补正而余邪自化。

潞党参八钱，白术四钱，茯苓三钱，熟地六钱，杭白芍五钱，上桂一钱半，鹿角霜四钱，淫羊藿四钱，秦当归四钱，黄芪一两，天雄六钱，枸杞子四钱，菟丝子四钱，云母石八钱，龙骨八钱，炙甘草三钱。

又10余剂后，口腔中之肿瘤已消逝无痕，精神转旺，食欲大增。乃嘱其多服十全大补丸，以善其后。患者又到四川医学院检查，证明腮腺肿瘤已显著好转，扪无痕迹。

患者休息2个月后，身体健康而痊愈，随访3年未发。

【编者按】

本案患者在四川医学院肿瘤科确诊为"恶性腮腺渗液瘤"，手术切除是主要的治疗方法，由于病人考虑到手术的危险性，遂求治于中医。

中医认为，瘤乃气血凝滞结聚而成，属于虚实夹杂。本案中医辨证癌瘤形成的原因在于阳气虚衰而络道瘀积。给予自制活络解结汤，方中以草乌、天雄、桂枝、党参、黄芪等温补阳气；以细辛、威灵仙、木香、香附温通气机；木通、血通、花通使血络、经络通达；当归、赤芍、红花、桃仁以活血化瘀；夏枯草清火散结，乃颈部结节必用之品。5付药后肿瘤明显减小，这时头痛加重，由于阴阳本为一体，阳虚的背后必定是阴虚，当阳虚的症状缓解后，阴虚的症状渐渐明显，虚火上犯，遂换用柔肝息风潜阳的治法，给予自制巽和汤加味，旨在调和肝风，方中熟地、山萸肉、山药、沙苑子、枸杞子、首乌等滋补肝阴，龙骨、牡蛎潜阳，牛膝引血下行，配以黑附子、补骨脂补阳。头痛消失后，仍以前方治疗。最后以十全大补丸善后。随访3年未发，说明肿瘤治愈。

本案的中医治疗中，以温补阳气和滋补肝阴为扶持正气恢复的主要治疗方法，以通达经络为攻邪的主要治法，仅初期配以少量活血化瘀之药，最后仍以扶正收功。这是当前中医治疗癌症时出现"只攻不补"或"多攻少补"的方药配伍所应借鉴的。

【来源】

王敬义.中国百年百名中医临床家丛书·廖濬阶.北京：中国中医药出版社，2004.207–208.

【摘选者】王翚

【编按者】陈松鹤

69 甲状腺癌颈转移（瘿瘤）

> 患者经过中医 18 个月的治疗，服药 300 剂，其中引火汤约占 1/4。现仍健在，已 80 高龄。

【李可原案】

王淑臣，女，60 岁，两渡矿张斌科长之妻。

1978 年 6 月 26 日初诊。

患者体型高大而胖，体重 80kg。颈部肿块 29 年，甲状软骨上方肿块杏子大，下方肿块约乒乓球大，均坚硬，右颈部鹅蛋大肿块，凹凸不平。同年 3 月 28 日，省肿瘤医院超声探查诊断："甲状腺癌颈转移"，次日同位素扫描支持上述诊断。患者从 8 岁起，即抽旱烟，现吸烟量日平均 2 盒，患支气管炎 30 年。

近 3 年暴喘迫促，两臂上举则气闭晕厥。上厕所走 10 多步，即暴喘 10 多分钟。痰声如拽锯，稠黏难出。目赤，胸、胃烧灼难耐。每日食冰棍 1 桶，水果罐头无数，始觉爽快。脉沉滑搏坚。放疗后耳聋，不闻雷声。个性暴躁，多疑善怒。

近 2 个月有血性涕，剧烈头痛。胸背四肢泛发脂肪瘤，大者如栗子。据以上脉证，良由吸烟过度，熏灼肺腑；个性暴躁，气滞于中；痰气交阻，日久化火化毒，结于喉间要道。

近来，虽见种种上热见证，但双膝独冷。盖由高年肾阴大亏，阴不抱阳，龙雷之火上冲。且喘汗频作，须防暴脱。先予引火汤，滋阴敛阳，引火归原。

处方一：熟地 90g，盐巴戟肉、二冬各 30g，云苓 15g，五味子 6g，肉桂

2g（去粗皮研粉，小米蒸烂为丸吞），3剂。此后凡见上热无制，即服3剂。

处方二：漂海藻、昆布、生半夏、鲜生姜、玄参、天花粉、海蛤壳、牡蛎、黄药子、木鳖子、白花蛇舌草、夏枯草、生薏苡仁、蚤休各30g，大贝、麦冬、桃杏仁各15g，白参（另炖）、五味子、山慈菇、山豆根各10g，竹沥2匙，全蝎12只，蛤蟆4条，上沉香1.5g，明雄黄1.2g（上4味研粉吞服），上方头3个月每旬服7剂，无大加减。

至9月底，两方共服70剂，全身脂肪瘤消失，右颈转移灶缩小2/3，甲状软骨上下之肿物亦明显缩小。血性涕消失，痰声辘辘偶见。动则暴喘之状，可减三四。

服至1979年6月，因天渐热，停药3个月，共服百剂。喘息已很轻微，可到邻家串门。右颈转移灶缩小至杏核大。

至1980年3月，所有肿物全部消失。

经治18个月，服药300剂，其中引火汤约占1/4。现仍健在，已80高龄。

【编者按】

本案患者经省肿瘤医院确诊为"甲状腺癌颈转移"。病情危重，渐成不治。追问病史方知病源于抽烟无度，熏灼肺腑；个性暴躁，气滞于中；痰气交阻，日久化火化毒，结于喉间要道，最终形成癌瘤，难以治疗。

李老辨证论治，虑其缓急之法，以引火汤收引龙雷之火于下，防其暴脱。再以软坚散结、化痰消瘤之品为治，前后治疗1年半，所有肿物消失。中医治病标本兼顾，缓急相应。急症急攻，缓病缓图。结者通之，聚者散之，不足者补之，在上者因而越之，在下者引而竭之。中医的治疗既有原则又灵活多变。关键在于辨证是否准确，用药是否得当。《内经》云："言不可治者，未得其术也。"所以，当前中医临床阵地萎缩，临床疗效下降的根本原因不在于中医本身，而在于医者没有深刻掌握中医理论的精髓。

【来源】

李可.李可老中医危急重症疑难病经验专辑.太原：山西科学技术出版社，2002.338–339.

【摘选者】侯中伟

【编按者】侯中伟

70 骨肉瘤（癥瘕）

> 本案的中医治疗，以温补阳气为主，兼以通经活络化瘀，重用温阳之药以散阴结血凝，效果显著！

【廖蓂阶原案】

王某，女，34 岁。

1961 年 10 月初诊。

患者于 1960 年 12 月左臂撞伤后，左手常自汗发凉。在北京铁路医学院针灸按摩治疗，半年无大效。后又于 1961 年 7 月住院，X 线检查示左肱骨近端骨肉瘤，胸片示有转移病灶。放射治疗 3 个疗程，仍无大效。病者悲观情绪日益加剧。

适廖老于 10 月到京，病者急来就诊。见其面色枯槁，神气衰败。查其左肩臂隆起高肿，凹凸不平，按之坚硬如铁石。自诉左肢全部麻木痛胀，不能举动，呼吸亦不利，其脉微弱无神，症极严重。此即《内经》所谓："外中于寒，内伤忧怒。"凝血蕴裹而不散，积而为瘤也。治宜通络活血，扶阳抑阴。病虽严重，尚可挽救，予活络解结汤，因其阳虚，再加附子。

潞党参一两，黄芪一两，秦当归五钱，赤芍三钱，香附三钱，广木香二钱，花通二钱，血通二钱，木通二钱，附片五钱，川乌、草乌各三钱，细辛一钱，桃仁三钱，红花二钱，威灵仙三钱。

至 1962 年 3 月，病家来函，称已服前方 26 剂，病大有好转，肿已消了许多，也不感觉痛痒了。精神也逐渐振作，食欲大增。原计划做截肢手术，因服中药效果较好，而停止手术之准备。现左肩部肿物局限，疼痛消失。X 线片示密度增高，无进展现象；肺内转移灶密度增高，边缘清楚，无增多现象。患者食量大增，体重有所增加。根据以上情况，效果尚属满意，仍继续观察中。

8月1日，病患夫妇同来成都，见病者面貌丰腴而红润，焕然改观，精神饱满，若无病然。病者称自服中药，日日转好，惜京中药物缺乏，时服时辍。现左臂肿硬已全消，惟肩端原发处有如胡桃大肿球未消，但已活动自如。尚感觉气喘嗜卧，无其他异状。诊其脉，仍微弱无力，以原方加味，嘱其带回京多服，待肩端之肿块消尽，再服补剂善后。

潞党参一两，白术五钱，黄芪一两，秦当归五钱，桂枝尖四钱，赤芍三钱，香附三钱，木通三钱，血通三钱，花通二钱，桃仁三钱，红花二钱，广木香一钱半，威灵仙三钱，细辛一钱，附片一两二钱，川乌、草乌各二钱，蜂房三钱，虻虫一钱半。

末药方：

白术二两，香附一两，桃仁一两五，海浮石二两，虻虫五钱，水蛭五钱，三棱一两。上7味共为细末，早、晚用水冲服一钱半。

以上病例，属于阳虚寒证，故法主温通，若阴虚阳亢之肿瘤，则忌用之。

【编者按】

本案患者在北京铁路医学院确诊为"骨肉瘤"，骨肉瘤的恶性程度高，发展迅速，预后差。20世纪70年代以前，手术切除是主要的治疗方法，5年生存率仅20%。近几十年来，由于化学治疗的加入，使5年生存率达到近80%。本案患者采用放疗效果不明显，又不愿接受手术截肢治疗，遂求助于中医。

本案中医辨证癌瘤形成的原因是阳气虚衰而凝血蕴结。给予自制活络解结汤，方中以附子、草乌、天雄、桂枝、黄芪等温补阳气；以细辛、威灵仙、木香、香附温通气机；木通、血通、花通使血络、经络通达；当归、赤芍、红花、桃仁以活血化瘀。治疗后肉瘤明显缩小，身体状况明显好转。本案的中医治疗，以温补阳气为主，兼以通经活络化瘀，重用温阳之药以散阴结血凝，效果显著，然缺少最终随访时间。

【来源】

王敬义.中国百年百名中医临床家丛书·廖蓂阶.北京：中国中医药出版社，2004.210-212.

【摘选者】王翚

【编按者】陈松鹤

71 恶性淋巴肉瘤（疮积）

> 本案患者放疗后病情加重，肿瘤科医生拒绝治疗。此时患者连服中药，至肿瘤完全消逝，只剩颌骨下一小结核如雀卵未消，亦不发展，精神食欲恢复正常，此案堪称一大奇迹！

【廖蓂阶原案】

廖某，男，35岁。

1960年4月至10月住院治疗。

患者乃廖老之长子，任本院之中医师，于1960年2～3月间，忽在左耳后发现结块，皮色如常，不痒不痛，日渐长大，当时疑为疮痈，中医外科治疗无效。其肿发展迅速，渐大如拳，上肿至头，下肿至项，蔓延耳前，坚硬有如铁石。左腋下又续发一结核，左手浮肿，动作不便，口不能大张，饮食皆难。乃急到四川医学院肿瘤科检查，经该科2次切片化验，肯定为恶性淋巴肉瘤，必须放射治疗，每日放射1次。本院西医亦辅助治疗，注射癌得平及输血等。

经过40天的放射，不但毫无寸效，且放射处皮肤腐烂，精神衰竭，饮食不进，右耳后又发现一结核，硬亦如石。午后潮热，咳嗽气呛，病益严重。该肿瘤科医生决其不救，拒不复治。廖老乃决心由中医治疗，即请老友张澄庵先生会诊，认为症虽险恶，尚可挽救，但此症乃阴虚肝旺，郁火煎熬顽痰死血而成，正如丹溪之所论。乃同商定一方，以咸寒软坚，逐瘀通络，凉血养阴为法。

羚羊角一钱，瓦楞子一两半，牡蛎一两，金钗石斛一两，牛膝三钱，山楂核三钱，银花藤一两，紫草八钱，丹参八钱，赤芍三钱，丹皮三钱，橘络三钱，瓜络五钱，桑寄生一两，女贞子六钱，旱莲草八钱，蜈蚣三条，全蝎三钱，蜂房三钱，三棱三钱，夏枯草一两，莪术三钱，海藻一两，昆布一两，浙贝母六钱，瓜蒌六钱，鳖甲一两，生谷芽二两，焦米一两，煎汤代水。

二诊：前方连服 7 剂后，午后潮热已退，手臂之肿全消，右耳侧之结核缩小，左颈下亦渐软，口渐能食，左耳侧之大肿瘤亦开始收缩。但精神益倦，仍不思食，暂停攻药。急予扶正，但患者虚不受补，服参芪其瘤益胀，只予清补之品，数剂后，精神转好，其左耳前后之肿瘤仍胀大坚硬如故，另服后方。

夏枯草一两，海藻一两，昆布一两，三棱三钱，莪术三钱，土茯苓六钱，片姜黄一钱半，郁金二钱，乳香、没药各三钱，虻虫一钱半，山甲珠（用代用品，下同）三钱，怀山药八钱，酥鳖甲一两，砂仁一钱半，淫羊藿六钱，菟丝子六钱，杜仲七钱，全瓜蒌五钱，生牡蛎一两半，浙贝母六钱，青皮三钱，山楂核三钱，柚子核三钱。

又熬膏方：

瓦楞子三两，石决明二两，羚羊角二钱，牡蛎二两，鳖甲三两，山甲珠八钱，金钗石斛三两，银花藤二两，丝瓜络一两，橘络一两，乳香、没药各八钱，土茯苓二两，紫草二两，蒲公英二两，蜂房八钱，蜈蚣十条，虻虫八钱，三棱八钱，姜黄八钱，郁金八钱，皂角刺八钱，冬瓜仁二两，丹参五钱，赤芍五钱，女贞子二两，旱莲草二两，菟丝子三两，怀山药三两，生杜仲二两，鸡内金一两半，海藻、昆布各二两，夏枯草二两，莪术八钱，杭白芍一两。加蜜三斤，熬膏长服。

此病在 1960 年 5 月放疗期间，病情严重，经过放射之后，病益加剧，几不可挽救，自改服中药之后，日渐好转。有时精神不支，饮食不思，乃停攻剂，而予补正，精神转旺。又服膏剂，且攻且补，缓缓消磨。其右耳后及腋窝肿大之淋巴结核逐渐消失，左耳前后之肿瘤亦渐次缩小。

一直服药到 1962 年 5 月，其肿瘤已完全消逝，惟颌骨下有一小结核如雀卵未消，不痒不痛，亦不发展，然精神食欲皆已恢复正常。乃复到四川医学院检查，该科医生诧为奇迹。检查结果示肿瘤已消失无痕，其颌下结核不易消散，亦不足为患。以后注意营养，即可恢复健康。

此病须认清阴阳二证，其治法判如冰炭，其所同者，如逐瘀通络、行气导滞之药，阴阳二证，皆可通用，只是在临床时根据病情灵活运用而已。此病能治者少，而不能治者多，盖其病之原因迄今尚未查明，故仅能治其标，不能除其本，即使治愈，不过暂时好转，非痊愈也，只能保其数年之生命，如复发，则必死。有愈而不复发者，其病本轻耳。

廖老还曾治愈食道癌 2 例，一轻一重，所用之方即现代旋覆代赭汤加减，兼服《金匮》下瘀血汤丸，二病皆告痊愈。

[按语]

癌瘤类似中医学中的"疮积"，古医籍中已有记载。多因脏腑功能失调，正气亏损导致气滞血瘀，痰凝搏结不散，停滞于体而为癌肿。中医疮积主要包括西医学的颅内、鼻、胸（肺）、纵隔、腹（肝、胰、胃肠、膀胱、子宫、卵巢）、骨骼等部位发生的恶性癌肿。

廖老在临床治疗癌肿的经历中，总结历代医家对癌肿的治疗经验，并结合自己的创新，将癌肿形成的病因病理分成两类，以指导临床。阴证为素体阳虚，又外中于寒，虚寒相搏，凝聚痰血而成。阳证为素体阴虚，又因郁火煎熬痰血而成。

廖老对肿瘤的治疗，运用常法结合变通法。所谓常法，即行气活血，散结通络，软坚导滞诸法并用，以针对肿瘤。变通法，即若肿瘤患者为阴虚之体，再加滋阴；而阳虚之人，兼扶其阳；元气大虚者，宜峻补气血。变通之法，针对患者气血阴阳的偏盛偏衰，调补气血，平衡阴阳。攻而不伤正，补而不滞邪，相得益彰。常法与变通法的结合运用，也体现在廖老自创的活络解结汤之中。

此外，廖老采用的镇痛中药为川乌、草乌、细辛，用于临床有良好的止痛效果。

【编者按】

本案患者在四川医学院肿瘤科，经病理检查确诊为"恶性淋巴瘤"，给予放疗后病情加重，肿瘤科医生拒绝治疗，遂决心采用中医治疗。恶性淋巴瘤目前的治疗是以放化疗为主。

本案患者中医辨证为阴虚肝旺，郁火煎熬顽痰死血。由于放疗属于热疗，反而会导致阴虚加重，热毒留滞，故而病情加重。治法以养阴清补来扶正，以咸寒软坚、逐瘀通络来攻邪。与廖老前 2 个病案对比，本案则有阴阳辨证的不同，故而治法完全不同。整个治疗过程中，根据病人的病情和治疗反应，随时调整攻补的力量和次第。由此可见，中医的辨证施治时刻随着病情的变化而变化，这恰恰体现了中医治病的灵活性和个体性，达到最大程度的祛邪和最小程度的伤正。

中医对于癌症的治疗效果，取决于癌灶部位属脏属腑的浅深不同、病灶影响脏腑的多寡、病人正气是否虚衰、胃气是否将绝等。

【来源】

王敬义.中国百年百名中医临床家丛书·廖蓂阶.北京：中国中医药出版社，2004.211-215.

【摘选者】王翚

【编按者】陈松鹤

72 脑脊索瘤（风痰瘀阻）

> 患者本来计划手术治疗，以图根治。但服中药后肿块明显缩小，症状改善，实在不可思议！现在他每年复查 1 次，均未见异常。

【周仲瑛原案】

蒋某，男，63 岁，教师。

1994 年 3 月初，患者突然头痛，左侧瞳孔放大，眼睑下垂，不能睁开，伴有呕吐。4 月 9 日南京军区总医院头颅 MRI 及 CT 报告提示：斜坡及鞍区块状异常信号改变，斜坡膨胀，轮廓消失，视神经受压上抬，肿块占据蝶窦。CT 平扫示：枕骨斜块及岩骨尖骨质破坏，密度降低，考虑脊索瘤。患者因体虚，畏惧手术，于 4 月 30 日来我院就诊。

初诊：症见头痛，左侧瞳孔放大，眼睑下垂，复视，时有恶心呕吐，面色少华，神疲乏力，舌质红，苔黄薄腻，脉细滑。初从风痰瘀阻，清阳不升治疗。

天麻、僵蚕、胆南星、川芎、炮山甲（用代用品，下同）、泽兰、广地龙、石菖蒲、甘杞子、泽泻各 10g，生黄芪 20g，葛根 15g，炙全蝎 5g，制白附子 5g。

另吞：制马钱子 0.25g，每日 2 次。

二诊：服药 15 剂，头痛明显缓解，瞳孔恢复正常，眼睑狭窄有所改善，仍有复视，神疲乏力，口干。舌质红、有裂纹，苔黄腻，脉细。从痰瘀化热，阴液耗伤治疗。

方药：上方去胆南星、石菖蒲、泽兰、泽泻，加陈胆星、川石斛、天花粉各 10g。

三诊：服药 30 剂，复视进一步改善，左眼睑开合基本恢复正常，稍有头昏，畏光，右耳鸣响，舌质暗红，苔黄薄腻，脉细。从肝肾亏虚，阴不涵阳，精气不能上承，痰瘀蒙蔽清窍治疗。

炙鳖甲、川石斛各 10g，大生地、枸杞子各 12g，生黄芪 30g，葛根 15g，生石决明 3g，炮山甲、陈胆星、炙僵蚕、天麻各 10g，炙蜈蚣、制白附子各 5g。

另吞：制马钱子 0.25g，每日 2 次。

四诊：服药至 10 月初，患者自觉体力恢复，精神转佳，复视消失，仅有畏光，右耳鸣响，再服原方 15 剂，以之巩固。病人因顾虑病灶不能控制，计划接受西医手术治疗，以图根治。于 11 月 2 日住进上海医科大学华山医院准备手术。

11 月 12 日复查头颅 MRI，提示：蝶鞍内有异常块状信号，病变累及斜坡，鞍底下陷，视交叉上抬，双侧颈内动脉轻度外移，脑室系统无扩张，中线结构无移位。但与南京军区总医院 4 月 9 日的 MRI 比较，肿瘤缩小 1/3。华山医院认为半年内肿块缩小如此明显，且症状改善，实在不可思议，劝患者暂不手术，用中药继观。

患者复于 12 月 7 日又回到我处就诊。因停药月余，加之疲劳，头昏，口干明显，仍感畏光，耳鸣，舌有裂纹，苔薄腻，脉细。治拟滋养肝肾、益气升清为主，配以化痰消癖、解毒抗癌法。

炙鳖甲 15g，大生地、枸杞子各 12g，生黄芪 30g，天冬、天花粉、天麻、陈胆星、炙僵蚕、山慈菇、炮山甲各 10g，葛根 15g，炙蜈蚣、制白附子各 5g。

另吞：制马钱子 0.25g，每日 2 次。

五诊：服药半年余，畏光、头昏等症消失，惟偶感耳鸣。1995 年 5 月 27 日到南京军区总医院第 3 次检查头颅 MRI，与 1994 年 4 月 9 日 MRI 片比较，肿块明显缩小了 2/3。头颅 MRI 示：鞍区斜坡脊索瘤术后，有少许残留（其实并未手术）。

方药：原方加炙水蛭 5g，路路通 10g，灵磁石 30g。

调治 1 个月，诸症悉除。继续调治 2 年，病灶完全消失。

目前患者每年复查 1 次，均未见异常。

【编者按】

本案患者在南京军区总医院确诊为颅内肿瘤，考虑脊索瘤。西医以手术治疗为主，放化疗为辅，病人年老不愿接受手术，遂求助于中医。

本案中医辨证为风痰瘀阻，治疗用天麻、僵蚕、地龙、全蝎、蜈蚣等息风止痉、通络止痛，胆南星、石菖蒲、白附子祛风痰，炮山甲、川芎、水蛭等通络活血，葛根引药上行。因一诊多辛温之品而易伤阴，故二诊加用补阴扶正之品。可见，中医处方可根据病情的动态发展而随时调整，注重药物配伍之间的攻补协调、动静结合，使全方成为一个整体而达到治疗的目的。这与西医的单药治疗原则完全不同。

本案中医治疗后，肿瘤病灶从逐渐消失到完全消失，说明中药在消除痰凝瘀血的肿瘤方面，效果肯定。特别指出的是，马钱子在本案治疗中的作用不可低估，虽然其毒性甚大，但是中药治病的理论之一，就是以偏纠偏，即采用万物的偏性来纠正人体疾病的偏性。所以，越是严重的病，可能越需要一些有毒的药物来纠正疾病的阴阳失衡。这类药物的使用方法，有严格细致的记载，不仅包括炮制方法、剂量调整、服用方法，还包括佐制其毒性的药物。若不明这些药物的用法，当然就会出现毒性反应。

【来源】

周仲瑛.中国百年百名中医临床家丛书·周仲瑛.北京：中国中医药出版社，2004.229-231.

【摘选者】王翚

【编按者】陈松鹤

73 颅内肿瘤术后（癥瘕）

> 该男孩患的是颅内肿瘤，手术切除 80% 肿瘤后，临床症状仍未见明显改善，遂求助于中医……

【周仲瑛原案】

陈某，男，14 岁，学生。

1994 年 11 月因头晕、头痛，经核磁共振（MRI）检查诊断为四叠体肿瘤，接受 γ 刀治疗半年，病势未能控制，头痛加剧，双眼睑下垂，复视，眼球转动受限，复查 MRI 显示肿瘤体积增大。于 1995 年 5 月在上海华山医院手术治疗，2 个月后做 MRI 复查，提示有 80% 肿瘤切除。但临床症状未见明显改善，故于 10 月 27 日前来门诊求治。

初诊：头晕、头痛，两眼睑下垂，上抬无力，复视，耳鸣，听力明显下降（无法欣赏音乐），时有恶心，口干，饥饿多食，形体肥胖，大便不实，每日 2 次。舌暗红，苔薄腻，脉细滑数。又因输血感染丙型肝炎，转氨酶增高。

辨证：气阴两虚，痰瘀上蒙，清阳不升。治予益气养阴，化痰祛瘀。

生黄芪 15g，葛根 15g，天冬 12g，天花粉 12g，川石斛 12g，枸杞子 10g，陈胆星 10g，炙僵蚕 10g，生牡蛎（先煎）25g，炙蜈蚣 2 条，炮山甲 10g，山慈菇 10g，露蜂房 10g，漏芦 12g，白花蛇舌草 25g。

另吞：制马钱子粉，每次 0.25g，每日 2 次。

二诊：服药 1 个月，头晕、头痛显减，听力稍有进步，恶心、口干消失，惟时有右侧头部疼痛，左目复视，脑部分流手术切口胀痛，右腰背疼痛，腹胀隐痛，大便欠实，每日 2 次。舌暗红，苔薄黄腻，脉细滑。复查转氨酶下降。治拟益气养阴，化痰祛瘀，运脾利湿。

方药：原方去枸杞子、石斛，加法半夏 10g，茯苓 10g，炙水蛭 5g。

另吞：三七粉，每次 1.5g，每日 2 次。

继服 1 个月，头痛、手术切口痛、腰背疼痛悉除，左目复视减轻，复查肝功能正常。于 1995 年 12 月 12 日 MRI 检查提示：松果体区（四叠体）肿瘤术后改变，术区病灶较 1995 年 7 月 24 日 MRI 片显示明显缩小。

嗣后随诊至今，病情稳定，整体情况良好，精神状态亦佳，无头昏、头痛，听力基本恢复，眼睑下垂、左目复视明显改善，能学习部分课程，参加适量的体育活动。

1996 年 7 月 11 日 MRI 复查结果：脑实质形态、大小正常，未见异常强化影，四叠体术后改变，无肿瘤复发征象。

【编者按】

本案患者在上海华山医院确诊为颅内肿瘤，手术切除 80% 肿瘤后，临床症状仍未见明显改善，遂求助于中医。

本案中医辨证为痰瘀阻络。治疗仍攻补兼施，黄芪、天冬、石斛、枸杞子补气滋阴，葛根引药上行，天花粉、胆南星化痰，僵蚕、蜈蚣、穿山甲（用代用品，下同）息风通络，山慈菇、白花蛇舌草解毒散结，三七粉养血活血。治疗后诸症好转，残余病灶消失。

中医在治疗肿瘤时，攻邪的方法不外乎化痰、活血、通络 3 个方面，并根据病情的发展、病人的体质等调整攻邪的方法及补正攻邪之间的平衡，这些治疗的理法在本案中均得到体现。

【来源】

周仲瑛.中国百年百名中医临床家丛书·周仲瑛.北京：中国中医药出版社，2004.231-233.

【摘选者】王翚

【编按者】陈松鹤

74 脑脊索瘤，伴脑积水、脑萎缩、脑梗死（痰瘀阻络）

> 该患者经西医综合治疗，收效甚微。而中医治疗脑病有其独特之处，此人治疗观察 7 年了，疗效显著。

【周仲瑛原案】

顾某，女，64 岁，退休工人。

患者因头顶昏痛 3 个月，于 1995 年 9 月 29 日在南京军区总医院做 MRI 检查，诊断为脑脊索瘤，枕骨斜坡处肿瘤大小约 5.2cm×4cm×4.6cm，伴有脑积水、脑萎缩、脑梗死。经西医综合治疗，收效甚微。

1995 年 10 月 18 日初诊：患者自觉头昏、眩晕，视物晃动，流泪，左眼睑下垂，后脑颈项僵硬酸痛，转动不利，晨起恶心欲吐，咳嗽有痰，口干，饮水不多，周身浮肿，行路不稳，两手麻木，大便数日一行，舌暗红，苔薄黄腻，脉细。辨证为风痰瘀阻，清阳失用，肝肾下虚。先拟益气升清，化痰祛瘀，息风通络为主，兼补肝肾。

葛根 15g，生黄芪 20g，川芎 10g，陈胆星 10g，竹沥半夏 10g，制白附子 9g，制大黄 6g，桃仁 10g，炙鳖甲（先煎）15g，炙僵蚕 10g，炙蜈蚣 3 条，漏芦 12g，枸杞子 10g。

二诊：药后曾有 2 次腹泻，泻后反觉舒适。服药半个月，头晕、头痛显减，恶心、咳嗽不显著，目花少作，偶有肢麻，时欲哈欠。舌暗红，苔黄腻，脉细滑。拟从痰瘀上蒙，清阳失用，久病正虚治疗。

方药：原方改用制大黄 3g，加泽漆 10g，炙水蛭 5g。

三诊：继服 1 个月，头痛、眩晕、目花、咳嗽诸症均平，惟有咽干，大便稍结。舌暗，苔黄腻，脉细。法转益气养阴，化痰祛瘀，扶正解毒。

葛根 15g，黄芪 20g，川芎 10g，陈胆星 10g，炙僵蚕 10g，天花粉 15g，炙蜈蚣 3 条，漏芦 12g，桃仁 10g，枸杞子 10g，炙鳖甲（先煎）12g，天冬 12g，麦冬 12g，制大黄 5g，制白附子 9g，泽泻 10g，炙水蛭 5g，川石斛 12g。

四诊：调治 1 个月，症情稳定，自觉症状良好，无明显不适。嗣后守原法巩固治疗近 1 年，病情未见反复。

1996 年 9 月 6 日 MRI 复查示：右侧斜坡脊索瘤 4.2cm×3.7cm×4.2cm，较去年有所缩小。

继以上法出入调治，1997 年 10 月 9 日 MRI 复查：鞍区、斜坡占位，肿块大小约 3.0cm×3.5cm×4.0cm，幕上脑室轻度脑积水，双侧基底节区腔隙性梗死，伴轻度脑萎缩，肿瘤又见缩小。

至今，观察治疗已有 7 年。

［按语］

体质壮实者，治疗重在化痰散结消瘀，兼以益气养阴升清，疗效显著；脑胶质瘤以顽固性癫痫发作为特点，患者体质瘦弱，故治疗在祛风化痰的同时，注意扶正补虚，因病久阳气受损，除益气养阴，培补肝肾外，尤其注重温阳散寒，此为常法中之变法，皆以辨证为依据，同获良效；患者年过花甲，肝肾下亏，治疗中扶正祛邪兼重，既要化痰祛瘀，又要补益肝肾，通过长期治疗不仅病灶缩小，病情控制，且体质得到较好的调护，面色红润。以上各种情况，治疗大法虽同，但又针对病情及体质的不同，治法同中有异，体现了中医学"同病异治"原则的有效性。

【编者按】

本案患者在南京军区总医院确诊为"脑脊索瘤"，由于年事已高，未采用手术治疗，给予西医综合治疗，包括放疗、化疗等，全身症状无明显改善。

本案中医辨证为痰瘀阻络，根据脉象和症状，兼有下焦的肝肾亏虚。治法先以祛邪为主，一诊药后病人出现腹泻，且泻后反舒，此乃药物搅动痰邪而下排。由于化痰通络之药大多偏于温燥，必定要注意养阴，三诊则是活血化痰，兼以养阴。病人治疗观察 7 年，疗效显著。

中医治疗脑病有其独特之处，不仅对于无法接受手术和放化疗、具有重要脏器疾病的患者，而且对于手术后清除残余病灶、防止病灶扩散，以及作为独立的治疗方式，均具有很好的疗效。

【来源】

周仲瑛.中国百年百名中医临床家丛书·周仲瑛.北京：中国中医药出版社，2004.234-235.

【摘选者】王翚

【编按者】陈松鹤

75　乳腺癌术后广泛转移、脑萎缩（虚劳）

> 老太太因右乳腺癌术后出现乳癌淋巴结和骨转移，预后不佳，特邀高师会诊……

【高辉远原案】

徐某，女，73 岁，退休干部。

1989 年 6 月 6 日初诊。

患者有冠心病、高血压病、脑萎缩等病史，右乳腺癌术后两年余，以发现乳癌淋巴结和骨转移入院，特邀高师会诊。

患者多次住院行间歇化疗，已精神疲惫，体力不支，面色少华，头晕恶心，腹胀纳差，下肢轻度浮肿。查双侧颈部有多发之淋巴结肿大，右腋下可触及一个约 4cm×5cm 的肿块，质硬，粘连。胸片示：多发性转移癌。血沉 46mm/h，血红蛋白 95g/L，白细胞总数 35×10^9/L，中性粒细胞 60%，淋巴细胞 26%。

观舌质淡暗，苔薄黄，脉细弦无力。证属元气大亏，脾胃不和，治拟益气扶正，健脾和胃，佐以解毒软坚。

生黄芪 15g，太子参 15g，白术 10g，茯苓 10g，山药 10g，法半夏 10g，香附 10g，菟丝子 10g，当归 10g，白花蛇舌草 15g，夏枯草 15g，生薏苡仁 15g，建曲 10g。

连进 12 剂药后，食纳增加，精神转好，舌脉同前。以本方为基础，稍加出入，连服 150 余剂药，自觉精神好，纳馨，气力增强，诸症改善。

复查颈部，腋下淋巴结明显缩小，血象正常，血沉 21mm/h，病情稳定，出院继续治疗。

［按语］

晚期癌症患者，其存活的长短往往取决于正气衰败的程度，故高师强调，对有些身患绝症而又元气大虚的老年病人，不可贸然攻病，因病致极地，邪少虚多，随时有虚脱的可能。此时只能顾护胃气，扶正以固本元，苟延残喘，非惟不治其病，实为延其所寿之命也。

【编者按】

本案病人在北京305医院确诊为"乳腺癌术后广泛转移"，病人经过手术切除、化疗后出现全身癌症转移，伴贫血、乏力、纳差、浮肿等症状，全身状态差。遂请高师会诊。

本案中医病名为"虚劳"，辨证为气血亏虚，脾胃虚衰。中医理论认为，脾胃乃后天之本，气血生化之源，胃气绝则不治。所以在严重疾病的治疗中，调整脾胃是首要和重要的治疗措施。

从癌症治疗的角度来看，癌症的转移一方面与癌症的恶性程度有关，另一重要的方面就是机体的正气虚衰，即免疫监视功能下降。所以，补充正气、加强体质是防止癌症转移的首要方法。本案病人有多种既往病史，年事已高，这时癌症的治疗应以扶正为主，祛邪为辅。因为祛邪必伤正气，正气一旦衰亡，则人亡。若正气不衰，则有希望与邪气共存，而达到延寿的目的。

【来源】

王发渭，于有山，薛长连.高辉远临证验案精选.北京：学苑出版社，1995.131.

【摘选者】陈松鹤

【编按者】陈松鹤

76 纵隔囊肿（胸痹）

> 对于纵隔囊肿，西医首选的治疗是手术切除，而患者不愿承担手术风险，遂求治于中医……

【张珍玉原案】

马某，女，60岁。

患者因胸闷憋气半年，于1999年7月10日在潍坊医学院附属医院CT确诊为纵隔囊肿，建议手术治疗，患者不愿手术。

于1999年8月17日求先生会诊。患者胸闷憋气，伴肩部不适，睡眠易醒，体倦乏力，有痰、色白，舌红绛，少苔，脉弦弱。此为肝郁痰结。治以通阳散结，行气祛痰。以瓜蒌薤白半夏汤加减治疗。

瓜蒌皮12g，薤白9g，姜半夏9g，桔梗6g，炒枳壳6g，人参10g，云苓12g，当归9g，砂仁9g，郁金9g，炒薏苡仁6g，甘草3g，水煎服。服药6剂，诸症大减，续服20剂。

1999年10月22日复诊：患者胸闷憋气已愈，体力明显好转，痰量减少，色白，仍易醒，舌红绛，脉弦弱。1999年10月18日，当地县医院B超检查显示：囊肿明显缩小。

方药：上方去炒枳壳、云苓，加炒白术9g，煅牡蛎12g，赤苓9g。续服18剂，诸症痊愈。

再处方：当归30g，炒白芍40g，柴胡20g，香附30g，郁金30g，人参40g，炒白术40g，黄芪90g，瓜蒌皮50g，姜半夏30g，砂仁30g，云苓30g，川芎30g，甘草20g。上药共研细末，炼蜜为丸，每丸9g，每服1丸，早、晚各1次，白开水冲服。以善其后。

［按语］

纵隔囊肿属于中医"胸痹"的范畴，系胸阳不振，痰阻气滞所致。方以瓜蒌皮为君药，理气宽胸，涤痰散结，薤白温通滑利，通阳散结，两药相伍，一祛痰结，一通阳气，相辅相成，为治胸痹之要药；半夏以加强化痰散结之力；云苓、炒薏苡仁以健脾化湿祛痰；桔梗、枳壳相伍，宣降相因，以复肺气之宣降，气行痰行以助君药化痰散结；当归、郁金活血行气以疏肝；人参补气行津以化湿祛痰浊。共奏通阳散结，祛痰宽胸之效。

针对本病案，先生进一步强调指出：①关于中西医治疗的差别多数认为，中医擅长治疗功能性疾病，而西医则在治疗器质性病变方面占优势。之所以存在上述观点，是没有真正理解中医理论的特点，特别是没有把握中医气化之真谛，中医认为功能是气化的表现，而实质脏器是气化的基础，即"器者，生化之宇"，亦是气化的存在方式，只不过是一种看得见摸得着的存在形式而已。中药治病是以中医理论为指导，从调整人体气化入手，因此不存在功能性疾病与器质性疾病的划分问题。②中医治病是以辨证论治为基本特点，仪器检查结果只能作为中医辨证及治疗效果的参考而绝不能取代中医辨证，因为只有仪器检查结果是开不出中药处方的，如本病案仅有纵隔囊肿的检查结果是开不出中药的。同是一味药，如果离开了中医理论的指导只能称其为药，更准确地讲可以称其为天然药物，但绝不能称其为中药。如本病处方中的人参，取其补气以达行痰化湿之效则为中药，若取其增强机体免疫功能及抗菌消炎作用，则不能再称其为中药。只有遵循中医的理、法、方、药程序进行，才能发挥出中医药的优势。

【编者按】

本案患者在潍坊医学院附属医院CT确诊为纵隔囊肿，西医首选的治疗是手术切除，患者不愿承担手术风险，遂求治于中医。

本案中医辨证为"胸痹"。治以瓜蒌薤白半夏汤加减，方中枳壳降，桔梗升，一升一降，胸中气机自调；左枳壳，右郁金，二药相伍，一左一右，亦可调节胸中气机；枳壳入气分；郁金则气血分俱入；桔梗传统认为只入气分，据《神农本草经》记载，桔梗可治"胸胁痛如刀刺"，可知桔梗当亦入血分，故三药相伍，可调气理血，有升有降，则胸中气机调矣。薤白通气散结；瓜蒌化痰之中，亦有开散之力；半夏性降，化痰之中亦有辛散之能，三药相伍，可治胸中之痰结；且瓜蒌一药又可通便，可给邪气开一出路，可谓一药数功；此数药偏于攻邪，再伍以人参、茯苓、当归之扶正。正扶而邪去，诸症自然好转。

中医治病原则之一就是标本缓急，本案一诊和二诊着重在扶正化痰以治标，三诊时则重在治本。患者系肝气郁滞，运化失调而生痰浊，现痰浊已化，故当调和肝脾以固本，否则必是邪虽暂去，待时日一久，必然卷土重来。故三诊方中以当归、白芍养肝补体；以柴胡、郁金、香附调气补用；再以人参、黄芪、白术、茯苓等补肝脾之气；痰浊虽化，恐有余邪，便稍加瓜蒌皮、姜半夏以和中化痰。

胸痹之病，多为虚实夹杂。张氏此案，先以治实为主，待邪实已弱，再予扶正固本。然前后三诊，并非纯攻呆补，补中有攻，攻中有补。其间据病情变化而调方布阵，把握之准，变化之妙，非老于医者不可为也。

【来源】
迟华基.中国百年百名中医临床家丛书·张珍玉.北京：中国中医药出版社，2001.37–39.

【摘选者】陈松鹤

【编按者】张海鹏、陈松鹤

77 肝占位性病变（积聚）

> 此案颇多取法外科之处，因病机相似，故移治外之方以治里，其立法之巧颇堪玩味……

【胡天雄原案】

江夕霞，女，55 岁，湘西河西学校教师。

于 1988 年 7 月 12 日来诊。

患者原有右肾结石并积水及血压偏高等病史，1988 年 5 月发现右腰及胸胁痛，当时以为结石绞痛，未虑其他。同年 7 月 9 日来长沙某院做 CT 扫描检查，发现弥漫性右肝肿大，扫描意见：肝右叶占位性病变，肝癌可能性较大。右肝见大小 68.9mm×50.4mm 的稍低密度区，边界不清，肝门有受压，脾大 7 个肋单元，腹腔淋巴结无明显肿大。

刻下：胸部及两胁痛，腰围如束带，睡中口奇苦，闻油味则恶心欲呕，食欲一般，大便干，每日一行，尿黄。苔淡黄略腻，脉沉细，两尺脉扪不到。两侧日月穴压痛明显。

以脉而论，心腹有积，脉当沉细，《内经》《难经》以及仲景之书均有论述，所谓"肝右叶占位性病变"当属五脏之积，故其脉如此。

其次，水病之脉亦沉细，本病有肾盂积水，实亦水病，脉亦当沉细，此则考之古籍，证以现代检测手段，俱有可信者。以证而论，胸胁痛，口苦呕恶，少阳病形更为突出。日月为胆经募穴，胆募压痛明显，更说明治疗当以少阳为主，兼顾其水。

北柴胡 15g，黄芩 10g，法半夏 10g，金铃子 10g，延胡索 10g，小茴香 7g，泽泻 10g，滑石 10g，前仁（车前子）10g，甘草 3g。

1988 年 8 月 4 日来函问病，要求处方。据述：吃药 10 剂后，胸痛基本消失，腰如束带感也基本没有了。小便化验已正常（初诊未记），两侧日月穴常痛，右胁下出现块状物，胸胀，有时下腹部有点痛，头昏无力，气不接续，腰有些胀，前方已吃 30 剂。即拟一扶正解毒消积方寄去，告以病未面诊，下不为例。

黄芪 20g，北柴胡 10g，土茯苓 30g，莪术 10g，黄连 3g，银花 10g，川芎 10g，地骨皮 10g，甘草 3g。

1988 年 9 月 17 日三诊：上方已吃 25 帖，精神食欲进一步好转，右胁下肿块明显缩小。至此，湖南医科大学附属第一医院多科会诊，已排除肝癌的可能性，目前右背部有些胀，遍身散发湿疹样皮肤病。原方有效不变更。

1988 年 11 月 2 日四诊：上方又进 40 帖，皮疹早已痊愈，右侧腰胁偶有疼痛，程度轻微，口苦作渴，食欲、二便皆可，睡眠欠佳。苔薄白，脉滑数，按之有神。患者今日在医院门诊检查时，未扪及肝区肿块。

以后总以扶正消积、理气和血、清火解毒之品出入加减，又服数百帖。于 1989 年 3 月 21 日至原医院作 CT 扫描复查：肝脏各层密度未见异常，肝脏表面轮廓光整，肝裂不宽，肝门区结构正常，脾脏不大，未见腹水。意见：肝脏未见占位性病变。

即使患者精神上之沉重负担已彻底解除，右脉仍沉细，左脉微弦，有时眼泡微浮，有时小便中发现红细胞、白细胞及脓细胞，知其血压尚高，右肾轻度积水，多发性结石未下，继以清肝养肝、行气导水之品，随症治之，至今情况良好。

——1990 年 7 月 24 日记

【编者按】

本案西医诊断为肝右叶占位性病变，考虑肝癌的可能性大。目前西医治疗多采用手术切除和介入治疗，但预后差。

本案中医病名为"积聚"，从临证表现来看，病属少阳，初诊治从少阳，兼顾其水。柴胡、黄芩和解少阳，金铃子、延胡索疏肝止痛，泽泻、滑石、前仁利其水湿之邪。方中小茴香一味甚妙。此病属少阳郁滞，兼见肾中积水，病俱属阴，其性不动，且方中柴胡、黄芩、金铃子等药又偏寒凉。小茴香性温而动，可入肝及少腹，故可祛属阴之病邪，又可反佐柴胡、黄芩诸药之寒。全方未及血分，只疏利气机，其要在于由浅及深。

二诊时，症减，但出现头昏、乏力，此为前方开破太过之弊，故以黄芪益气扶正。土茯苓、莪术、黄连、银花、川芎、地骨皮、甘草系胡氏常用治皮肤病之法，名曰皮肤解毒汤。银花偏表，地骨皮入里，二药相合，表里之热俱解。土茯苓解毒，莪术软坚。因病机相似，故此处移用治里。再伍以黄芪之外托，柴胡之升提。药后遍身散发湿疹样皮肤病，可知药已中病，邪气外透。

胡氏此案组方之中，颇多取法外科之处。因病机相似，故移治外之方以治里。其立法之巧颇堪玩味。

【来源】

胡天雄.中国百年百名中医临床家丛书·胡天雄.北京：中国中医药出版社，2002.61-63.

【摘选者】吴超燕

【编按者】张海鹏、陈松鹤

78 右下肺癌（咯血）

> 天气的变化会影响到人体气血的升降运行，本案医者注意到天气转凉，金秋将至，肺气当旺，正是天时有利于病愈，乃治病之佳时……

【胡天雄原案】

欧阳洪三，男，48岁，双峰氮肥厂司机。

患者因咯血1个多月，于1987年7月19日来诊。症见咳嗽吐血，咳时右侧胸背痛，咯红黄色稠痰，食欲不振。形体消瘦，舌苔质粗，淡黄稍暗，脉略洪大而不数，右寸虚弱无力。

7月6日湖南省肿瘤医院检查提示：①右下叶前基底段范围可见一块阴影，分叶边缘模糊，与膈面关系不清，内有不规则空洞及短液平，余肺清晰。②肺门体层：所见各大叶支气管通畅，肺门淋巴结不大。③病灶体层：肿块分叶边缘毛糙，内可见偏心性空洞。意见：右肺癌并感染可能性大。

患者情绪低沉，嗒然若丧。余见其吐痰黄稠，知为热毒郁于肺中；右寸虚微，见肺脏本气之衰；脉稍洪为夏季应时脉，即有胃气之脉，非火旺之比；脉不数，无心火刑金之象。后二者，皆示病有可生之机。就诊时已是农历六月二十四日，下月中即届立秋，流火西下，肺金当令之时已届，为正气抗邪创造有利条件，因多方开导，许以可治，以增强其信心。采用楚珍公所传咯血方治之。

牛皮消15g，玄参10g，麦冬10g，浙贝10g，金银花9g，赤小豆10g，郁金5g。加入百合、怀山药各20g，以补其右寸之虚。嘱戒辛辣、烟酒、雄鸡等物，饮食宜清淡。

1987年12月4日，患者来复诊，述前方共进40帖，吃到10帖时咳平血止，连进30帖，食欲明显增加。停药期间，右胸部感觉不舒，进上方即可消失。8月份吃了几块炒雄鸡，即发咳嗽吐血1次。

服完40帖，现感行动气促，双下肢自膝以下怯冷，舌淡红，苔白润，脉略弦，余无异常。原方加黄芪、苡米，又服约80帖，病愈停药。

1989年4月初去原医院复查。放射科照片报告显示：原右下肺病变已吸收，现两肺未见明显器质性病变。

因平日口渴喜冷饮，虽严冬不异。予黄芪18g，银花15g，浙贝10g，石斛10g，甘草5g，20帖。

1990年3月中旬，路遇患者于双峰县城，已体健如常矣。

【编者按】

本案患者在湖南省肿瘤医院诊断为"肺癌不排除"。中医辨证为热毒郁肺，肺脏气阴两虚，治以清热解毒，益气养阴。方中百合、怀山药、玄参、麦冬益气养阴，以补其肺脏之气阴不足。牛皮消、浙贝、银花、赤小豆清热解毒，化痰。又用郁金以调气活血，气血兼顾。服药后，咳止血平。因患者见行动气促之象，知前方益气之力稍差，故加生黄芪以益气扶正。三诊时，诸症大瘥，故减攻邪之药，以扶正之药为主。三诊之方，用药精炼，短小精悍。浙贝化痰而有散结之力；石斛补五脏之阴，且易化而不腻；银花解热毒之郁；黄芪扶正，且性动不呆。数药相合温而不燥，凉而不腻，作为善后之方，可谓平稳有效。

癌肿多为虚寒夹杂之证，故治疗当攻补并行。攻邪多用清热、解毒、化痰、化血等，扶正则补益气血，温阳滋阴。根据病情之轻重，患者正气之强盛，确定攻补的力量。本案患者初诊时以攻邪为主，用药后咳止血平，而见行动气促之象，可知初诊之方攻邪之力偏大而扶正不足，故二诊时加强益气之力。

中医理论认为人体与天地环境是一体的，天气的变化会影响到人体气血的升降运行，本案医者注意到天气转凉，金秋将至，肺气当旺，正是天时有利于病愈，乃治病之佳时，此与叶氏之用梧桐叶有异曲同工之妙，也充分体现了中医治疗疾病的整体观。

【来源】

胡天雄.中国百年百名中医临床家丛书·胡天雄.北京：中国中医药出版社，2002.65-67.

【摘选者】吴超燕

【编按者】张海鹏、陈松鹤

79 乳腺癌（乳痈）

> 此人患病多年，又经手术，遂正气虚弱，邪气内留，故治以扶正祛邪，消肿散结。何教授常用上法治疗乳腺癌，疗效显著！

【何任原案】

王某，女，42岁，教师。

1990年9月5日初诊。

患者于1988年12月因患左侧乳腺癌在某肿瘤医院做手术切除，并做附近淋巴清扫。术后4个多月，腋下发现2粒肿块，按之痛，右乳有4～5个粒肿，左颈侧有1个2.5cm大小的肿块。精神紧张，前来诊治。

诊时，其颈部、腋下、右乳均有肿块，质地硬，按之痛。寐差，疲乏，背、肩、脚尖作痛，面色萎黄，舌暗，苔薄，脉细。诊为正气虚弱，邪毒内留。治宜扶正祛邪，消肿散结。

党参15g，黄芪15g，藤梨根30g，重楼18g，蒲公英30g，青橘叶20g，王不留行12g，郁金9g，薏苡仁60g（另煮成粥状，空腹服食），延胡索12g。

1990年10月10日复诊：上药连服21剂，腋下、右乳肿块有所缩小，痛亦减轻。原方再服。

1990年11月14日三诊：药后腋下、颈部及右乳肿块缩小较明显，疼痛消失，按之活动，精神渐振，夜寐亦渐安。上方去延胡索，加天冬20g，续服。

1991年5月8日四诊：右乳及腋下肿块消失，左颈部肿块已缩小至黄豆大小，体力基本恢复，经胸部X线拍片及CT等复查，未见异殊。

后以上方略为加减，调治近年，颈部肿块消失，余均正常。为巩固疗效，仍嘱其坚持服药，经多次胸部X线及CT等复查均示正常。

遂于 1993 年 6 月初，上班恢复工作。追访至今，康复稳好。

［按语］

乳腺癌是女性常见的恶性肿瘤之一，其主要症状表现为乳房肿块，肿块部位以乳房处上方较为常见，质地坚硬，边界不清，绝大多数为单发，如侵及皮肤，则乳房外形改变，皮肤变粗增厚，呈橘皮样，出现乳头内缩，或乳头血性渗液，癌性湿疹等改变。现代医学对本病的病因尚未完全清楚，认为可能与遗传因素、内分泌失调、慢性刺激等有关。此外，尚与过食高脂肪饮食，甲状腺功能减退，哺乳少，婚后未育等因素有关。

本病属中医学之"乳岩""乳石痈"等范畴。其发病多因情志失调，肝气郁结，或因冲任失调，气血运行不畅，气滞血凝，经络阻塞，痰结乳中所致。而本案患者手术后正气亏虚，邪毒未消尽，滞留而复发。对此，中医治疗宜扶正祛邪并适时随症加减。故方用党参、黄芪、玄参等，益气滋阴以扶正固本；用山慈菇、半枝莲、重楼、夏枯草、藤梨根、蒲公英等清热解毒，消肿散结，以祛邪抗癌。在临证中，何任教授常以上方加减治疗乳腺癌，经治者数以百计，多获良好效果。

【编者按】

癌肿一病多为虚实夹杂之证，故其治疗大法即为扶正祛邪，攻补兼施。此人患病已多年，又经手术，遂成正气虚弱，邪气内留之局，故治以扶正祛邪，消肿散结。

方中黄芪、党参益气扶正，玄参养阴，且玄参又可软坚散结，黄芪虽补气而性动，故三药相合，补益气阴而不致壅滞。藤梨根清热解毒，祛风除湿，为治癌专药，民间多用以治疗跌打损伤，可知其尚有活血化瘀之效，故此药既可清解热毒，又可活血化瘀。郁金调气活血。王不留行行气活血，散结。此二药系治乳疾之专药。蒲公英多用之以治乳痈，亦为治乳之专药。

此案攻补并行，清热解毒，调气活血，且选药精当，颇可取法。

【来源】

何任平. 中国百年百名中医临床家丛书·何任. 北京：中国中医药出版社，2001.62–63.

【摘选者】张海鹏

【编按者】张海鹏

80 胆囊瘤慢性肝浸润（肝积、黄疸）

> 本来肝癌晚期，已无法医治，可是服用何教授给开的中药后癌肿消失了，他总说："是何教授给了我第 2 次生命！"

【何任原案】

沈某，男，45 岁，职工。

1991 年 6 月 6 日初诊。

患者因右上腹持续性疼痛 4 个月，伴恶心、呕吐、发热，于 1991 年 4 月 13 日住当地医院检查。经 B 超、CT 等检查，初诊为肝癌晚期。半个月后在硬麻下做剖腹探查，确诊为胆囊癌晚期肝浸润，癌肿 12cm×10cm，并认为已无法医治，未做手术切除。送上海某医院检查，结果完全一样，亦认为晚矣，无法医治，并预言只能活 20 天左右。患者与其家属深感绝望，回家准备后事，无奈中在亲戚朋友的介绍下，怀着试试看的心情，前来求诊。

笔者根据其亲属代诉及综合当地医院的病案记录、检查结果，经熟虑后诊断：证属肝郁气滞，血瘀热毒内积，日久正虚不胜邪而发。治则蠲痛祛邪，佐以扶正。

白芍 15g，炙甘草 9g，延胡索 9g，川楝子 9g，金钱草 20g，海螵蛸 9g，石打穿 15g，半枝莲 15g，猪苓 18g，白花蛇舌草 15g，党参 15g，黄芪 15g。

1991 年 10 月 21 日复诊：患者亲自来复诊，谓服上药 7 剂后，疼痛、恶心等减轻，自觉有效而用原方连服 3 剂，体征消失，精神振奋，饮食、二便正常，体力渐复，并于 10 月 1 日、10 月 15 日先后到当地及上海原检查诊断医院进行复查。

经 B 超、CT 等检查，两个医院结果一样：癌肿未见。当地及上海医院的医生们感到很惊讶，认为这不大可能。但看到患者与原来检查时判若两人，身体恢复得这样好，也为其感到高兴。并谓"你遇到了一位医术高明的医生"。现未感到任何不适，见效不更方，以原方续服。

1991 年 12 月 12 日，沈某专程来杭道谢，服药后一切稳好。经当地医院再次 B 超、CT 等复查，癌肿消失，未见异殊。

病得治愈，已于 12 月 2 日上班工作。其家属及单位领导和同厂职工，无不为沈某康复感到高兴。沈某真诚地说："是何任教授给了我第 2 次生命！"

追访至今，沈某全日上班，康安无恙。

［按语］

胆囊癌是死亡率较高的恶性肿瘤之一，有 80% 患者于诊断后 1 年内死亡。本病的发病原因，现代医学一般认为与慢性胆囊炎、胆石症有密切的关系。本病的临床表现，其起病隐袭，早期大多无症状，主要表现为疼痛，位于中上腹或右上腹，可呈间隙性或持续性钝痛或绞痛，进行性加重。消瘦，黄疸也是主要表现，并可有食欲不振，软弱，恶心呕吐等。现代医学对本病的治疗主要采用手术切除，或手术后配以化疗等。

本病属于中医学"疮积""肝积""黄疸"等范畴。其发病多由情志抑郁，气机不畅，肝胆失于疏泄，气滞血瘀，或湿郁化热，热毒内蕴，日积成癥，而正气内耗，邪盛正虚所致。治疗主要采用扶正祛邪与辨证施治相结合。本案患者胆囊癌晚期伴肝浸润，病属重笃。析其尚未做手术切除，且原来身体尚可，正气尚未虚甚，故治疗以攻补并施，攻邪兼扶正，辨治确切，用药精当，虽非峻猛之剂，却收效显然。如此绝症，竟奇迹般治愈康复。

【编者按】

本案患者剖腹探查后确诊为胆囊癌晚期肝浸润，已失去手术机会，预后差。西医认为胆囊癌的发病与慢性胆囊炎、胆石症密切相关，故知此病系肝脏疏泄失职，气血郁滞，久而化为瘀血热毒，故治当补益气血，调气活血，清热解毒。

方中白芍补肝体；延胡索、川楝子调肝用；金钱草泻肝胆之热；黄芪、党参补肝气；海螵蛸调肝脾，兼有活血消磨之力；石打穿、半枝莲、白花蛇舌草清热解毒以治癌肿；猪苓利小便，给邪以出路。

方中诸药相合，配伍精确，选药精当，故可初战告捷，二战歼敌。

【来源】

何任平.中国百年百名中医临床家丛书·何任.北京：中国中医药出版社，2001.63-65.

【摘选者】张海鹏

【编按者】张海鹏

后　记

　　本书编纂之目的在于振奋中医之底气，唤起中医之自信，以医案的形式彰显中医与西医具有不同的思维特征、理论体系、治疗策略和临床疗效，并旨在说明深刻掌握中医理论的前提下，中医完全可以发挥最大的优势，取得非凡的临床疗效。本书引用大量前辈名家的临床验案，在征得出版社同意之后将之编纂成稿并付梓印刷。所引用书目及著作者如下：

　　董振华，季元，范爱平，等．祝谌予临证验案精选［M］．北京：学苑出版社，1996.

　　王发渭，于有山，薛长连．高辉远临证验案精选［M］．北京：学苑出版社，1995.

　　李可．李可老中医危急重症疑难病经验专辑［M］．太原：山西科学技术出版社，2002.

　　邓铁涛．中国百年百名中医临床家丛书·邓铁涛［M］．北京：中国中医药出版社，2001.

　　高洪春．中国百年百名中医临床家丛书·周次清［M］．北京：中国中医药出版社，2004.

　　于作洋．中国百年百名中医临床家丛书·刘弼臣［M］．北京：中国中医药出版社，2001.

　　何任平．中国百年百名中医临床家丛书·何任［M］．北京：中国中医药出版社，2001.

　　杜雨茂．中国百年百名中医临床家丛书·杜雨茂［M］．北京：中国中医药出版社，2003.

　　谢海州．中国百年百名中医临床家丛书·谢海州［M］．北京：中国中医药出版社，2002.

    俞良栋.中国百年百名中医临床家丛书·张梦侬［M］.北京：中国中医药出版社，2002.

    米烈汉.中国百年百名中医临床家丛书·米伯让［M］.北京：中国中医药出版社，2001.

    王敬义.中国百年百名中医临床家丛书·廖蓂阶［M］.北京：中国中医药出版社，2004.

    周仲瑛.中国百年百名中医临床家丛书·周仲瑛［M］.北京：中国中医药出版社，2004.

    贾召.中国百年百名中医临床家丛书·贾堃［M］.北京：中国中医药出版社，2002.

    迟华基.中国百年百名中医临床家丛书·张珍玉［M］.北京：中国中医药出版社，2001.

    胡天雄.中国百年百名中医临床家丛书·胡天雄［M］.北京：中国中医药出版社，2002.

    陈熠.中国百年百名中医临床家丛书·陈苏生［M］.北京：中国中医药出版社，2001.

    尹远平.中国百年百名中医临床家丛书·查玉明［M］.北京：中国中医药出版社，2003.

    赵尚华，张俊卿.中国百年百名中医临床家丛书·张子琳［M］.北京：中国中医药出版社，2001.

    由于时间仓促未及征得原书编著者同意，深表歉意并谨致谢忱！

2007 年 12 月 10 日